지속가능한 나이듦

지속가능한 나이듦

1판 1쇄 발행 2021년 11월 17일
1판 3쇄 발행 2023년 1월 3일

2판 1쇄 발행 2023년 3월 20일(리커버)
2판 2쇄 발행 2023년 12월 14일

지은이 정희원

발행인 이성현
책임 편집 전상수

펴낸 곳 도서출판 두리반
주소 서울특별시 종로구 사직로 8길 34(내수동 72번지) 1104호
편집부 전화 (02)737-4742 | **팩스** (02)462-4742
이메일 duriban94@gmail.com

등록 2012. 07. 04 / 제 300-2012-133호
ISBN 979-11-88719-20-4 03510

지속가능한
나이듦

정희원 지음

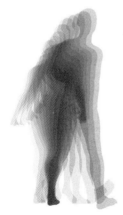

노인,
어떻게 정의할 수 있을까?

언제부터인지 모르겠다. 나이 드는 것이 사회에서 병적인 문제로 치부되기 시작했다. 인구 붕괴, 복지 붕괴, 이에 따른 경제 붕괴, 매년 나오는 기사의 제목들이다. 의료비용이나 복지비용의 급격한 증가를 억제하기 위한 정책들이 끊임없이 발표되고 있으며, 장기요양보험과 국민연금의 재정이 고갈되는 시점이 앞당겨진다는 이야기도 들린다. 15세부터 64세까지를 묶어 '생산 가능 연령', 65세부터는 '노인'으로 뭉뚱그린다. 14세까지의 유소년 인구와 노인을 뭉뚱그려 돌봄을 받아야 할 피부양 인구로 획일적으로 간주하는 대전제 자체가 올바른지에 대한 고민은 없는 듯하다. 숫자 나이, 즉 역연령曆年齡, chronological age은 사람이 과거와 현재, 그리고 미래에 어떻게 살아갈지를 보여주는 단편적인 파라미터임에 불구한데도 말이다. 사람이 나이 드는 모습은 인류의 역사 동안 계속해서 바뀌어왔을 뿐 아니라, 동시대를 사는 사람들 사이에서도 천차만별이다. 다시 말해 65세 이상인 모든 사람을 도매금으로 묶어 분류하는 태도는 어찌 보면 사람의 나이듦과 노화, 질병, 기능에 대한 이해가 부족한 것에서 기인한다고 할 수 있다.

한편으로는 병이 있으면서 노쇠Frailty[1]와 장애[2]도 함께 있는 어르신들은 갈 곳 없고 돌봄받을 방법이 없는 세상이 되었다. 위중한 병은 없지만 스스로를 돌볼 수 없는 경우라면 장기요양보험이 도움을 주지만, 병원에 입원해야 할 만큼의 질병이 있다면 이러한 경우는 사회보장의 혜택을 받기 어렵다. 극단적으로 말하자면 몸이 많이 아픈 사람은 신체 기능이 떨어지면 안 되는 것이다. 그런데 사람은 노화와 함께 질병, 노쇠, 장애가 동시에

---

1 노쇠는 허약이라고도 하는데, 사람에게서 노화가 진행된 결과 그 자체라고 해도 무방할 것이다. 숫자 나이가 아니라 '신체 나이', 또는 '생물학적 나이'라고 할 수도 있으며, 이것이 무엇인지는 이후 이 책에서 자세히 설명한다.

2 다양한 원인에 의해 기능이 떨어지는 것, 스스로를 돌보는 데 어려움이 생기는 것. 흔히 사람들은 장애라고 하면 사고 등으로 척수 손상을 당해 휠체어에 의지하게 되는 지체장애 등을 떠올린다. 그렇지만 장애는 광범위하게 일상생활의 수행에 도움이 필요한 경우를 통칭하는데, 순수하게 노화에 의해서도 장애는 발생할 수 있다. 이후 책에서 설명하겠지만 신생아는 누구나 돌봄이 필요한 것처럼, 어느 정도 노화가 진행되면 다양한 영역에서 돌봄이 필요하게 된다.

나타난다는 점이 문제다.

만성질환은 대부분 주요 장기의 노화 축적의 결과다. 그러니 나이가 들면 들수록 가진 병의 개수가 늘어나는 것은 당연하다. 우리나라 65세 이상 인구 중 73퍼센트는 둘 이상의 만성질환을 갖고 있으며, 평균적으로 4.1개의 약을 복용하고 있다고 한다. 그러다 보니 (아직까지 질병이 확인되지 않은 다른 장기들의 노화까지 더해) 여러 가지 질병과 약제가 뒤섞여서 원치 않은 문제들을 일으키기도 한다.

빠른 속도로 의료 서비스의 접근성을 갖춰온 우리나라는 지난 수십 년 동안 주치의 제도를 건너뛰고 환자가 곧바로 전문의나 분과 전문의를 만날 수 있는 시스템을 형성해왔다. 이 때문에 네 개의 질병을 가지고 있다면 네 명의 각기 다른 의사를 만나야 한다. 그 각각의 의사들은 서로 다른 병원에 근무하기도 한다. 빠른 시간에 많은 환자를 진료해야 하니, 개개인의 전체적인 질병과 처방 상황을 알기가 어렵다. 그래서 환자의 증상을 새로운 처방으로 막고, 또 새로운 증상이 나타나면 다른 의사에게 의뢰하고, 이런 시스템이 끝없이 돌고 도는 것이다. 이런 문제를 해결할 수 있는 사람이 노인의학자다. 그러나 놀랍게도 대부분의 선진국과는 달리 아직까지 우리나라에서는 노인의학자가 전문의나 분과 전문의로 인정받지 못하고 있는 실정이다.

한편으로는 노화를 질병, 치료 대상으로 간주하고 암이나 감염병처럼 치료 방법을 개발하려고 한다. 진시황이 불로초를 찾기 위해 노력한 지 2,000년이 넘게 흐른 지금까지 아무도 성공한 사례가 없지만, 그런 방법이 개발된다면 더할 나위 없이 좋을 것이다. 그러나 어떤 주도적 유전자 변이Driver mutation[3]에 의해 발생하는 일부 암과는 달리, 사람의 노화는 여러 장기와 조직의 구조, 기능 이상이 오랜 시간 동안 섞이고 상호작용한 최종 결과라는 점을 고려한다면 어떤 생물학적 경로에 개입하는 한 가지 약물이 '이미 노화의 결과물인 노쇠가 나타난 사람'에게서 눈부신 효과를 보일 가능성은 희박해 보인다. 수십 년간 동물과 사람을 통해 연구된 결과들이 이를 증명한다. 오히려 많은 연구들을 종합하면 노화의 속도는 개인이 살아가는 방식에 따라 조절이 가능하다. 그다지 비싼 돈을 들이지 않아도, 또 뼈를 깎는 노력을 하지 않아도 말이다.

나는 운이 좋게도 노인의학을 하면서, 동시에 학문적으로 실험실에서 동물과 세포의 노화를 4년간 공부할 기회가 있었다. 또한 인구 집단에서 노화의 결과인 노쇠를 측정하고, 노쇠에 따른 많은 삶의 모습들이 시간 흐름에 따라 어떻게 변화하는지를 약 10년 동안 연구했다. 이를 통해 사람이 나이 들면서 질병과 노쇠, 장애가 생기는 모습이 제각각이고, 또 그 속도가 크게 차

---

3 암으로 진행되는 데 주도적 역할을 하는 유전자 변이와 연관된 경로를 가로막으면 암의 진행을 억제하거나 크기를 줄일 수 있는 경우가 있다. 이는 표적 치료제 개발의 목표가 되고 있으며, 제약회사로 하여금 큰돈을 벌게 해주기도 한다.

이 난다는 것을 알게 되었다. 또한 숫자 나이보다는 노쇠, 질병과 기능을 포함한 사람의 다면적인 요소가 신체적 젊음을 오래도록 유지하는 것이 더욱 중요하다는 것을 알게 되었다. 결과적으로 나심 니콜라스 탈레브Nassim Nicholas Taleb의 '안티프래질antifragile'에 매료되었고, 한 축에 놓고 모든 것을 끼워 맞추려고는 하지 않게 되었다. 생물학 실험과 사람 연구를 통해, 생물학 실험의 환원론이 가지는 장점과 이를 사람으로 가져올 때 주의해야 할 점들을 익히게 되었다.

　나심 탈레브는 자신의 책《안티프래질》에서 시스템을 이해하고 통제할 수 있다는 착각 속에서 자연스러운 가변성을 체계적으로 제거하는 소위 전문가들을 프래질리스타라고 명명했다. 이들은 근대적인 이론, 질서, 하향식 질서를 숭상하며 이를 남들에게 권하지만(관료, 정책 입안자, 교수, 컨설턴트), 대개 자신은 위험 노출에서 빠지려 한다. 사람의 나이듦을 놓고 흔한 연구자나 관료들처럼 프래질리스타가 되어서는 안 되겠다는 생각에 그동안 공부하고 배운 것들을 모아 스스로의 삶과 건강 관리, 자산 운용에 적용해보았다. 일단 내가 스스로 실천해서 그 결과를 보여주는 것만큼 믿음직스럽고 확실한 것이 없지 않겠는가. 나심 탈레브는 이렇게 스스로 실천해보고, 또 위험을 감수하는 것을 스킨 인 더 게임skin in the game이라고 했다. 프래질리스타가 주로 훈수만 두고, 스스로는 자신이 이야기하는 것들을 실천하지 않으려 하는 것에 반대되는 개념인 셈이다. 나아가서 환원론적인 방법으로는 전문가들이 해답을 찾지 못하는 것으로 보이는, 지금의 우리 사회의 인구 고령화와 관련된 여러 현상들과 노화를 둘러싼 이야기들을 풀어헤쳐보고 싶어졌다. 그리고 '나이듦'을 제거해야만 할 적이 아닌 내 편, 우리 사회의 편으로 만들 수 있는 여러 가지 생각들을 정리해보고 싶었다.

한편으로 이 책은 나 스스로를 위한 교본이기도 하다. 여러 삶의 경로에서 잘못된 생활습관으로 굴러떨어져보기도 하고, 체중이 늘어 마음의 엔트로피가 늘어나는 경험도 해보았다. 바닥을 찍고서야 다시 생활습관을 가다듬어 체중을 줄이고 번뇌를 줄이는 경험을 할 수 있었다. 이 책이 나중에 초심을 잃고 번뇌에 빠졌을 때, 정신 차리고 돌아올 수 있는 일종의 복구 지점이 되기를 바란다. 그뿐만 아니라 이 책은 질병이 있거나 이미 노쇠한 분들의 이야기와 앞서 노년을 경험하고 가르침을 남긴 성현들의 책을 통해 간접적으로 경험한 삶에 대한 이야기를 모은 것으로, 내가 향후 어떻게 살아가는 것이 좋을지에 대한 교과서가 되기도 할 것이다.

이 책은 크게 3부로 이루어져 있다. 1부에서는 생물학적 노화가 어떻게 노년의 모습을 만드는지, 그리고 과학이 알려준 노화에 대한 지식을 어떻게 우리 삶에 적용할 수 있을지를 논한다. 2부에서는 노화의 결과이기도 한, 노년기 질병이 가지는 특징들과 우리나라에서 특히 간과되고 있는 여러 노인의학적 문제

도표 0-1 잘 사는데 무엇이 중요한지의 우선순위는 사람이 나이듦에 따라 바뀌어 간다. 예를 들어, 젊었을 때에는 질병을 예방하는 것(노화 지연)이, 장년기에는 질병의 관리(노쇠 예방)가, 노년기에는 독립적인 삶의 영위(기능 보존)가 상대적으로 중요하다.

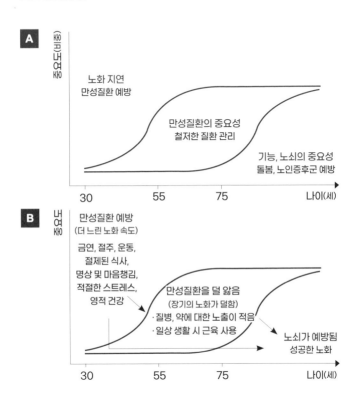

들에 대해 고민해본다. 3부에서는 범위를 좀 더 넓혀 노화와 고령화를 둘러싼 사회적인 문제를 복합적으로 다룬다. 전체적으로는 [도표 0-1]에서처럼 노화의 과정이 부지불식간에 시작되는 약 30세부터, 그 노화의 결과물인 만성질환과 노쇠, 장애의 결과를 통시적 측면에서 조망하고자 한다.

　과거 생물학에서의 노화는 노인의학이 바라보는 노쇠와 완전히 다른 개념으로 받아들여졌다. 하나의 스펙트럼을 놓고도 생물학과 의학 분야의 전문가들은 서로의 이야기를 잘 듣지 않았던 것이다. 그러나 이제 사람이나 동물에서 결과론적으로 관찰되는 노쇠의 정도가 노화 속도와 시간을 곱한 면적이라는 것은 비교적 넓은 학문의 분야에서 받아들여지고 있다. 이 책은 속도의 측면에서 바라본 노화라는 생물학적 현상과 시간이 지나 결과로 맞이하게 된 질병과 노쇠를 하나의 연결되는 현상으로 간주하며 삶과 시간, 세상을 대하는 방법에 대해서 살펴본다. 생물학적 측면, 의학적 측면에 사회적인 측면을 더해 생로병사를 바라보는 셈이다. 내용에는 순서를 정하지 않았으므로 1, 2, 3부를 꼭 순차적으로 읽지 않아도 상관없다. 하지만 여러 개념들에 대한 설명이 곳곳에 있기에, 순서대로 읽으면 조금 더 자연스럽게 노화와 노쇠, 사람에 대한 이야기를 즐길 수 있을 것이다.

차례

사회 : 초고령 사회의 지속가능한 미래

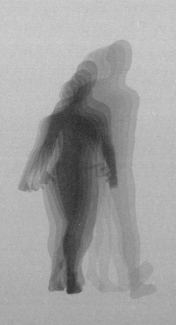

1부

시간·노년을 맞이한다는 것

01
노화란
무엇인가?

기력이 쇠하는 이유는 그저 나이 들어서가 아니라 젊은 시절을 방탕하게 보냈기 때문인 경우가 더욱 많다. _ 키케로

우리는 노화를 실시간으로 느끼지는 못한다. 어느 날 불현듯 흰머리가 늘었음을, 또는 얼굴에 주름이 많아지고 소변이 시원치 않음을 알아차릴 뿐이다. 그래서 삶의 방식이 체중계 바늘이나 허리둘레, 금융 계좌, 자산 등에 영향을 받는 경우는 많지만, 노화의 속도에 영향을 받는 경우는 흔치 않다. 요즘 젊은이들은 욜로YOLO, You Only Live Once라 하여 한 번 사는 인생이니 후회 없이 현재를 즐기자는 말들을 많이 하는데, 이런 이야기를 들을 때마다 '돈만 미리 당겨서 쓰는 것이 아니라 젊음도 당겨 쓰는 것일 텐데……'라는 생각을 하게 된다. 파이어FIRE, Financial Independence Retire Early라는 말도 있다. 불같이 바짝 일해서 경제적 독립을 얻

고 빠르게 은퇴하자는 것이다. 두 단어는 얼핏 반대되는 개념인 듯 보이지만 삶의 한 시기의 가치가 또 다른 시기의 가치보다 더 중요함을 미리 정해놓는다는 공통점이 있다. 그리고 그러한 삶의 방식을 극단적으로 쫓아갔을 때 공통적으로 경험하게 되는 것이 있는데, 바로 '가속노화'를 겪게 된다는 것이다.

가속노화란 어떤 요인(다양한 경로에 영향을 조절하는 유전자일 수도 있고, 환경을 바꾸는 것일 수도 있다)을 조작해서 노화와 연관된 원리들을 연구하기 위해 생물학 영역에서 사용하는 모델을 말한다. 생쥐와 같은 경우, 쥐가 실제로 노화할 때(보통 18~24개월)까지 기다리려면 비용과 시간이 많이 들기 때문에 자연적 노화 대신에 가속노화를 이용한 실험을 한다. 가속노화 생쥐를 사용하면 빠르게는 태어난 지 2~3개월 된 청년 시기에 노년기에 나타나야 할 신체 변화들을 관찰할 수 있다. 이렇게 생활 태도만으로 어떻게 가속노화를 만들 수 있는지를 이해하려면 노화가 대체 무엇인지 다루어볼 필요가 있을 것이다.

노화란 대체 무엇일까? '표준국어대사전'에서는 "질병이나 사고에 의한 것이 아니라 시간이 흐름에 따라 생체 구조와 기능이 쇠퇴하는 현상"으로 정의하고 있다. 질병의 대부분이 홍역, 결핵, 콜레라 같은 전염성 질병이던 시절이라면 대충 맞는 정의라고 할 수 있다. 그러나 지금은 사회적으로 많은 자원이 소요되는 질병이 대부분 당뇨, 고혈압, 암과 같은 비전염성 질환(이들 질환은 세포나 조직 노화와 밀접한 상관이 있다)이므로 이렇게 질병과 노화를 가르는 것은 정확하지 않다. 더욱이 전염병조차도 노화가 진행된 사람의 경우 훨씬 취약한 것이 사실이다. 따라서 노화란 "유전자와 환경이 시간의 흐름과 상호작용하여 세포, 조직, 기관과 개체에 일으키는 구조와 기능의 변화"라고 정의하는 것이 보다 적확할 것이다.

이 책에서는 노화와 관련해 그동안에 알려진 분자생물학적 원리에 대해서는 자세히 다루지 않으려 한다. 복잡하고 어렵기도 하거니와 아직 우리가 모른다는 사실조차 모르는unknown-unknown 것들이 더 많기 때문이다. 보통 노화 연구는 "해당되는 경로를 어떻게 건드리느냐에 따라 노화가 빨라지기도 하고 지연되기도 한다. 그러니 이 경로는 노화의 원인일 가능성이 있다"는 식으로 진행하는데, 그 경로를 사람에게 그대로 적용한다고 해서 정확히 들어맞는 것은 아니다. 사람의 노화는 여러 가지 요인과 시간이 상호작용한 결과로 나타나기에 다양한 현상들을 일정한 원리 또는 요소로 귀결시키고자 하는 생물학적 환원론으로는 설명하기가 어렵기 때문이다. 정보기술 발달과 함께 조금 더 총체적인 생물학적 변화를 볼 수 있는 오믹스-omics[1] 연구가 대중화되고 있으나 아직까지는 그 결과만 볼 수 있을 뿐 원인을 모르는 것이 많다.

현대 생물학의 노화 연구는 1961년 해부학자 레너드 헤이플릭Leonard Hayflick이 세포가 반복적으로 분열하다 보면 세포 노화cellular senescence라는 상태에 이르게 됨을 관찰하면서 시작되었다

도표 1-1 시간, 유전자, 환경과 사람의 노화를 잇는 생물학적 메커니즘

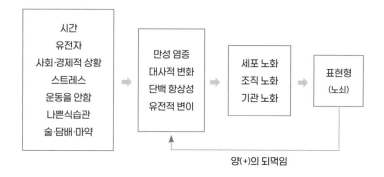

고 해도 무리가 아니다. 이후 진행된 수많은 생물학 연구들을 종합해보면 사람은 [도표 1-1]에서 보이는 것처럼 늙어간다. 첫 번째 박스에 있는 다양한 요인들이 두 번째 박스에 있는 소위 '노화의 두드러진 특징hallmarks'으로 알려진 여러 변화를 초래하고, 이 결과는 수십 년에 걸쳐서 몸의 세포, 조직, 기관(장기)에 구조적·기능적 변화를 누적시키게 된다. 얼굴과 성격이 사람마다 다르듯 사람마다 이러한 구조, 기능의 변화 속도는 많은 차이를 보인다. "마흔이 되면 자기 얼굴에 책임을 져야 한다"는 이야기가 있는데, 마찬가지로 어떤 기관에 대한 노화의

---

1   유전체(genome), 전사체(transcriptome), 단백체(proteome), 대사체(metabolome) 등 정보과학 기술을 이용해서 총체적인 생물학적 변화를 들여다보는 연구 기법.

속도나 정도는 가지고 태어난 유전자뿐만 아니라 유년기부터 누적된 삶의 방식과 환경 노출이 많은 영향을 끼친다.

결과적으로 마흔에는 자기 얼굴에 책임을 져야 한다는 말을 시간적·공간적으로 확장해본다면 60~80대가 되면 나의 만성질환에도 일부분 책임을 져야 한다고 바꾸어 말할 수 있다. 현대 의학에서 만성질환은 해당 기능을 담당하는 기관이나 기관계의 기능의 정도가 어떤 문턱값threshold[2]보다 못하게 되면 그 병을 가진 것으로 진단하고 있는데, 이처럼 기능이 떨어지는 현상은 [도표 1-2]에서처럼 많은 부분이 해당 시스템의 노화 축적의 결과이기 때문이다. 그리고 이 그래프에서 검은 선이 시간이 지남에 따라 아래로 떨어지는 각도는 상당 부분 스스로가 결정할 수 있다는 것이다.

노화에 관해 연구하는 것은 아주 어렵다. 내부 장기에 나타나는 노화를 관찰하려면, 즉 각 장기에 만성질환이 발생하기 시작하는 것을 눈으로 확인하려면 성인이 되고도 40~50년이 걸린다. 그때까지 이 노화 속도를 확인할 방법은 연구실 수준을 벗어난다. 하루, 일주일, 한 달, 길어야 1년을 내다보기에 급급하

---

2 어떤 측정값을 질병으로 정의하는 기준값. 통상적으로는 젊은 성인이나 동년배 인구의 정규분포에서 일정 범위를 벗어나는 경우로 정의한다. 예를 들어 젊은 성인의 골밀도 분포를 놓고, 평균값에서 2.5 표준편차만큼 떨어지는 경우보다 낮으면 골다공증으로 정의한다.

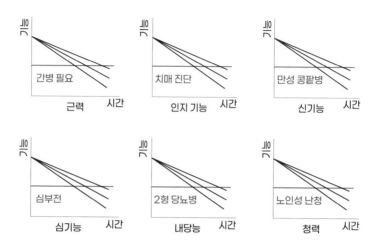

고, 먼 미래를 고려한다는 정부의 정책들도 보통은 정권의 임기에 해당하는 수년을 내다보는 시간 지평이 일상화되어 있는 우리의 삶 속에서 40~50년은 그야말로 영원처럼 느껴지고, 오지 않을 미래처럼 느껴진다.

그렇다 보니 즉각적으로 심리적 보상을 얻거나 또는 위안을 얻을 수 있는 삶의 방식을 별다른 죄책감 없이 좇게 된다. 욜로나 파이어 모두 가속노화 모델인데, 이 사실은 이미 2,000년 전에 키케로Marcus Tullius Cicero가 책에 남겨놓은 바 있다. 나이가 들어서 "기력이 쇠하는 이유는 그저 나이 들어서가 아니라 젊은 시절을 방탕하게 보냈기 때문인 경우가 더욱 많다"는 것이다. 앞의 [도표 1-1]에서 가장 오른쪽 박스에 있는 '표현형'은 최종적으로는 기력이 쇠하는 현상, 즉 노쇠frailty인데, 걷는 속도가 느려지고 활동량이 줄고 허리가 굽고 근육도 줄어드는 노인의 모습을 생각하면 된다. 노화가 많이 쌓였을 때 사람에게서 나타나는 모습을 노인의학에서는 노쇠라고 하고, 이렇게 나타나는 모습 중에서 근육의 양과 기능이 떨어지는 것을 따로 떼어내서 근감소증sarcopenia이라 하는데, 최근(2021년)에는 이 근감소증이 우리나라에서도 질병으로 간주되고, 그 생물학적 기전과 치료 방법을 찾기 위해 과학자들과 제약회사가 뛰어들고 있다. 하지만 삶의 태도와 방식이 결국 기력이 쇠하는 데 영향을 준다는 것은 이미 2,000년 전부터 알았던 사실이다.

사람들이 더 많이 먹고, 쓰고, 즐기고, 버리게 하는 것이 현대의 기업들이 먹고 사는 방법이기에 이들은 이런 오랜 지혜를 사회의 구성원들이 깨닫지 못하기를 바라는 듯하다. 그런 답답함에 이 책의 1부를 착안하게 되었다. 먼저 잘 이해되지 않고 손으로 만져지지 않는 추상적인 단어이면서 때로는 상업적인 목적으로 오용되기도 하는 '노화' 예방의 개념을 여러 가지 비유로 설명하고, 생활 속에서 어렵지 않은 작은 변화들로 인류 역사상 그 어떤 약으로도 이루지 못했던 노화의 지연, 소위 '항노화'를 이룩하는 방법들을 이야기해보려 한다.

02

노후 준비는
미래를 위한 장기투자

노쇠했을 때의 시선으로 젊을 때를 살펴보아야 분주하게 달리며 앞서려고 경쟁하는 마음을 없앨 수 있다. _ 홍자성, 《채근담》

복리효과를 계산하면, 젊은 시절 무심코 지출한 것들이 수십 년 후 은퇴할 때를 기준으로 생각하면 적게는 수십 배, 많게는 100배에 이르는 잠재적 자산 손실일 수도 있다는 이야기를 흔히들 한다. 젊은 시절, 노후의 삶이 와닿지 않을 때 잘 모으고, 또 잘 투자해야만 노년기 돈이 필요한 시점에서 꺼내 쓸 수가 있게 된다는 것이다. 이것은 그나마 앞으로 노동 소득의 일부를 잘 모으고 투자해서 재산을 형성할 기회가 몇 십 년 남아 있다는 가정이 기본적으로 깔려 있다.

만약 어떤 예기치 못한 일이 벌어져서 앞으로 노동 소득이나 사업 소득이 없이 1억 원으로 여생을 살아야 한다고 가정해보자. 실제로 경제적으로 그런 일이 벌어지기는 쉽지 않다. 하지만 나는 한시적이나마 이런 상황에 처했던 적이 있었고, 그 상황으로 인해 건강과 삶, 소득과 자산을 바라보는 태도가 완전히 바뀌게 되는 계기가 되었다. 만약 이런 상황에 처한다면 대부분의 사람들은 고정 지출을 최소화하고, 또 나머지 돈은 적절히 배분하여 오랫동안 현금 흐름을 확보해 삶이 지속가능하도록 운용 계획을 세울 것이다. 역사적으로 장기간 자산 운용에 성공한 사람들의 철학과 방식을 공부하고자 하는 마음도 들 것이다. 이런 상황이라면 적어도 눈을 감고 남이 유망하다고 하는 개별 자산 종목에 소위 올인을 하지는 않을 것이다.

생애주기에 따라서 소득과 생활비를 고려했을 때 평균적으로 적자를 보는 시기와 흑자를 보는 시기가 있다. 우리나라는

도표 1-3 **통계청의 '2017년 국민이전계정'에 따른 생애주기 적자와 흑자(2020년 12월 보도자료)**

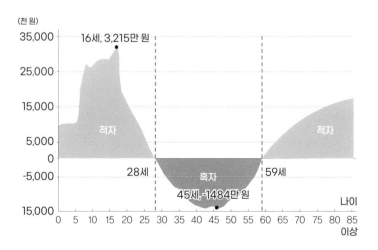

2017년을 기준으로 28세가 되면 흑자로 진입해서, 45세에 최대 흑자를 거두게 되고, 이것이 59세가 되면 다시 적자로 변한다고 한다([도표 1-3] 참조). 사람이 태어나서 자라고, 사회활동을 하다가 가정을 형성하고, 점점 은퇴해가면서 병을 가지고 살아가는 과정이 이 곡선에 다 들어 있다. 그런데 이렇게 흑자가 나는 돈으로 자산을 형성하고 관리해야 하는 28세에는 적자가 나기 시작할 59세가 너무 멀게 느껴진다.

만시지탄晩時之歎, 시기를 놓쳤음을 안타까워하는 탄식인데, 요즘 식의 포모FOMO, Fear Of Missing Out와는 비슷하면서도 다른 이야기다. 포모는 SNS에서 보이는 남이 가진 것에 대한 상대적 박탈감이나, 남이 올리는 높은 수익률의 자산을 가지지 못해서 나타나는 번뇌와 스트레스를 말하는데 이 포모의 시간 지평은 주 단위, 월 단위, 연 단위다. 그러나 여기서 이야기하는 만시지탄은 조금 결이 다른 회한이다. 우리나라 예비 노년 가구(55~59세)의 은퇴 전 은퇴 준비율은 대략 50퍼센트 정도밖에 되지 않는다. 생애주기에서 흑자를 보던 시절에 미리 준비해놓지 않았다면 은퇴 시점이 되어서 느끼는 감정, 거시적이고 통시적인 관점에서의 안타까움은 그야말로 만시지탄이 된다. 심지어 이러한 번뇌 때문에 이미 때가 되어서 쉽고 빠르게 돈을 불리겠다는 생각에 오히려 일을 그르치는 경우도 많다.

생애주기의 적자와 흑자는 이미 나와 있는 자료이고, 이를 보면 사실은 어느 한 시점에 앞으로 더 모을 수 있는 자산의 규모는 어느 정도는 예측이 가능한 셈이다. 창업을 하거나 1인 미디어로 성공하는 등 예기치 못한 놀라운 부를 이루는 사람도 있지만, 적어도 대다수 사람들은 그렇지 못하다. 결국 은퇴 전 한 시점에 이미 자산을 형성할 수 있는 종잣돈의 최대 폭은 일정 부분 정해져 있는 셈이 된다. 이렇게 생각한다면 '되돌릴 수 없는 1억 원을 가지고 앞으로 운용을 해야 한다'라는 상황과 크게 다를 바도 없다. 이런데도 소위 욜로의 소비 라이프를 즐기는 것은, 나중에 생존하기 위한 귀중한 종잣돈을 지금 쓰고 만족하겠다는 것과 진배없다.

　노후를 위한 건강 관리 방법도 이와 다르지 않다. [도표 1-4]를 살펴보자. 키케로도, 홍자성도 경험으로 알고 있었던 이 그림을 오히려 오늘날의 우리는 잘 보지 못하고 있다. 사람이 태

도표 1-4 극단적으로 단순화한 생애주기 에너지 수지

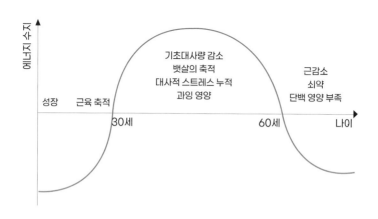

어나서 성장하는 데 에너지가 들어가고, 활동적인 생식력이 그나마 유지되는 30~35세까지는 근육의 양, 골밀도, 근력이 늘어나는 데 에너지가 들어가도록 되어 있다. 종을 보존할 수 있도록, 출산과 양육의 세대 주기가 노화의 타이머에 기가 막히게 반영되어 있는 것이다.

그동안 효모, 초파리, 생쥐를 통해 연구해온 노화 지연에 대한 사실들을 종합해보면 다양한 종에서 자연스럽게 발생하도록 설계되어 있는 이 시기에 모종의 과잉을 줄이면 노화가 지연되는 것으로 추측된다. 여기서 기전을 자세히 살펴보지는 않겠지만 식사를 줄이거나 끊는 절식caloric restriction, 시간 제한 식이(간헐적 단식), 금식을 흉내 내는 식단fasting mimetic diet 등은 사람의 30~60세에 해당하는 중장년 시기의 대사 과정을 가늘고 길게 만들어주는 변화를 초래한다. 조금 더 들어가자면, 많은 사람들이 다이어트를 위해 시도하는 케톤식이나 최근 회자되는 메트포민 섭취 또는 건강기능식품으로도 알려진 니코틴아마이드 리보사이드 섭취 등의 방법들도 여러 기전들을 거쳐 절식과 비슷한 생물학적 반응을 가져오고, 이러한 방법들이 동물 실험에서 검증된 것들도 따지고 보면 중장년 시기의 대사 과정을 가늘고 길게 잡아 뽑아주는 것에 불과하다. 일부 생쥐 연구에서는 좀 더 늦은 시기에 이런 중재를 하더라도 수명 연장 효과가 있다고 나타나지만, 가장 두드러진 효과를 볼 수 있는 것은 이 시기다. 이 30~60세 시기에 생활을 조절하지 않으면(생쥐에서도 정크 푸드 식이를 통해서 재현이 가능하다) 나이 들어서 노화세포가 많이 축적되고, 그렇게 축적된 노화세포는 염증 물질[3]을 발생시켜 결과적으로 사람의 모든 기관을 더 빨리 늙게 만든다. 이런 노화 과학의 결과들을 실제 삶에 적용할 수 있는 방법들에 대해서는 이후에 조금 더 자세히 살펴볼 기회가 있을 것이다.

은퇴한 후에 허리띠를 졸라매고 자산을 쌓는 것이 젊어서 미리 자산을 형성하는 것보다 훨씬 어려운 것처럼, 60세가 넘어서 대사질환을 예방하려고 노력하는 것은 그 효과가 현저히 떨어질 수 있다. 뒤에서도 더 설명하겠지만, 동화저항이라는 현상이 생겨 있는 노년기에 전체적으로 열량과 단백질 섭취를 줄이게 되면 쇠약이 발생하기 쉽다. 그런데 많은 경우에는 50대 중반쯤 되어서 몸에서 실제적으로 이상 신호가 포착되어야 운동을 시작하고 건강 서적을 찾아보고 다이어트를 시작하려고 한다. 이것이 바로 만시지탄이다.

더 놀라운 것은 30~60세의 기간 동안 대사적인 스트레스를 주며 과잉 에너지를 축적하고 복부 비만이 되면 그런 상황에서도 어찌어찌 버티려고 몸은 이 과잉의 재료들을 소모해버리는 체계를 구축하게 된다는 것이다. 예를 들어 내장지방이 많

---

3   노화세포는 노화 연관 분비 표현형(Senescence Associated Secretory Phenotype)이라고 하는 여러 염증성 물질(사이토카인, cytokine)을 분비한다.

이 쌓이면 노화세포의 축적으로 만성 염증 체계가 가동되어 있거나 몸의 대사 속도를 빠르게 만들어서 체중이 빠지는 방향으로 대사 과정을 바꾸는 이화 호르몬들이 증가되어 있는 식의 변화(FGF21, fibroblast growth factor21 등의 증가가 대표적이다)가 고착화된다. 결국 시간이 지나면 지날수록 근육은 더 녹아나가게 된다. 혈관의 문제나 다른 부분을 차치하더라도, 이런 여러 가지 변화 때문에 젊은 시절의 과잉은 노년기의 결핍으로 이어진다. 젊어서 흥청망청 돈을 써 버릇 하면 나이가 들어서도 그 습관을 버리기 어렵고, 결과적으로는 궁핍한 것과 똑같은 이치다.

하루에 테이크아웃 커피 한 잔을 줄이는 것이 당장은 내 자산에 큰 영향을 주지 않겠지만 장기적으로는 큰 차이를 만들 수 있다. 마찬가지로 30년 동안 매일 아주 조금 덜 나쁘게 먹고, 조금 더 많이 운동하고, 조금 덜 스트레스를 받는 것이 쌓이면 매우 큰 결과를 가져오게 된다. 내 몸의 노화 관리는 장기적인 자산 관리라고 생각하고 좋은 습관을 형성하기 위해 차근차근 준비하려는 자세가 필요하다.

03

달콤한 것이
이로울 가능성은 적다

젊어 수행하여 마음의 자산을 쌓지 못하면 노쇠하여 옛일을 생각한들 무슨 소용이 있겠는
가(既不守戒 又不積財 老羸氣竭 思故何逮). _《법구경》

양약고구良藥苦口, "좋은 약은 입에 쓰다"라는 말로 우리에게도
잘 알려진 사자성어다. 이 말은 진나라를 물리치고 한나라를 세
운 유방이 장수 번쾌의 충언을 무시하고 진나라 궁전의 호화로
움에 빠져 있던 모습을 보며 한나라의 참모 장량이 한 말이다.

그렇다면 좋은 약은 왜 입에 쓸까? 예로부터 내려오는 약이
든 현대 의학이 제공하는 화학 약이든 대부분의 약은 식물이 스
스로를 지키기 위해서 만들어 체내에 보관하거나 분비하는 알
칼로이드 구조를 띠는데, 이것들이 거의 대부분 쓴맛이 난다.
이 물질이 몸속의 세포 표면이나 내부에 위치한 수용체와 붙어
서 어떤 생물학적 반응을 일으키면 혈압이 떨어지기도 하고, 인

슐린이 분비되기도 하며, 신경전달물질의 재흡수가 억제되기도 하는 식으로 작동한다. 그러니 약은 대부분 쓴맛이 난다. 결론적으로 말하자면 식물 알칼로이드는 애초에 독으로 쓰려고 식물이 진화적으로 가지고 있는 것으로 동물도 생존 본능으로 이 식물의 알칼로이드를 싫어하게 진화되었고, 인간도 쓴맛을 싫어하게 된 것이다. 알칼로이드는 구조에 따라서 천차만별의 생물학적 효과를 내게 되는데, 이 성분들의 효과를 생물학적으로 이해한 후 특정 문제를 겪고 있는 인구 집단에 투여했을 때 원하는 방향의 결과를 도출하면 약효고, 원치 않은 수많은 생물학적 작용들이 감지되면 부작용인 것이다. 대개는 한 가지 물질이 여러 가지 생물학적 경로를 건드리게 되고, 또 용량에 따라 나타나는 액션이 다른 경우가 많으며, 사람의 생물학적 특성에 따라서도 결과가 바뀔 수 있으니 작용과 부작용은 구분해서 설명하기가 어렵다.

어떤 생물학적 작용을 일으켰을 때 개체에 미치는 유익한 정도(편익)는 [도표 1−5]의 A와 같은 형태로 나타나는 경우가 많다. 약으로 설명하자면 용량을 많이 투여한다고 해서 무조건 더 좋은 것은 아니라는 의미다. 아무리 좋은 약이라도 적정한 용량을 초과하면 오히려 인체에 해가 될 수 있다. 약을 투여했을 때 해가 될 가능성보다는 유익이 될 가능성이 높은 용량의 범위를 치료 지표therapeutic index라고 하고, 이 치료 지표를 찾아 연령이나 체중, 기저질환에 따른 기본적인 추천 용량을 제시하고 있

도표 1-5 호르메시스(hormesis)와 같이 비선형성이 존재하는 생물학적 현상을 선형으로 해석하는 경우에는 오류를 범하게 된다.

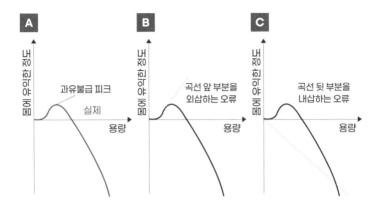

다. 이를 [도표 1−5]의 A처럼 그래프로 표현할 수 있는데, 사람에 따라 이 그래프의 곡선이 조금씩 차이가 있다. 세포나 조직의 종류에 따라서도 곡선의 형태는 바뀐다. 예를 들어 특정 암세포는 특정 성분에 대해 그래프 A의 곡선이 조금 더 압축되어 있을 수 있는데, 확실하게 암세포를 죽일 수 있는 충분한 농도의 약을 투여했을 때 기타 다른 세포도 손상을 받지만 암세포에는 좀 더 큰 손상을 입히는 것이다. 이것이 고전적인 세포독성 항암치료의 원리다. 결과적으로 항암제의 용량과 해당 암을 가진 사람이 실제로 느끼는 편익은 다시 A 곡선과 같은 모습을 가지게 된다.

때로는 A곡선을 B의 우상향하는 직선처럼 오해하거나[4] C의 우하향하는 직선처럼 오해하게 되는 경우가 있다. 실험을 하는

데 사용하는 방법론의 문제가 이런 오해의 원인일 때도 있다. 측정을 정교하게 하지 않고 일부분만 바라본 다음 그 바깥을 추정하거나(B, 외삽), 또는 안쪽을 추정하는 경우(C, 내삽)에는 아주 성글게 하는 경우가 그렇다. 기술적인 한계가 이런 결과를 불러오기도 한다. 그중 노화 영역에서 전통적으로 A를 C로 이해하는 오해가 만연해 있는 활성산소ROS, reactive oxygen species에 대하여 이야기를 조금 더 해보려 한다.

활성산소는 아주 오랜 기간 진화적으로 보존되어 있는 세포의 보호 메커니즘에 따라 생성되기도 하고, 세포의 발전소 역할을 하는 미토콘드리아가 작동하는 결과로 체내에서 생성과 소멸을 반복하기도 한다. 그런데 당연하게도 실험에서 이 활성산소의 농도를 일정 수준 이상으로 높이면 우리 몸의 세포가 죽는다. 소독약으로 쓰는 과산화수소를 유핵세포를 키우고 있는 접시에 부으면 세포가 죽는 것과 마찬가지다.

노화 영역에서는 이 활성산소의 노출이 심하면 일종의 좀비세포인 노화세포senescent cell가 잘 만들어지는 것을 상당히 오래

---

4 개입주의자들이 범하는 오류 중 이런 것들이 많다. 어떤 영양소가 절대적으로 부족한 사람에게서 영양소를 공급했을 때 나타나는 효과를 확대해서 과량의 영양소를 투여했을 때 좋은 결과가 있을 것이라고 주장하는 경우가 여기에 해당한다. 유동성이 부족한 금융시장에 유동성을 끊임없이 확대 공급할수록 세상이 더 살기 좋아질 것이라고 믿는 관료도 이런 오류를 범하는 셈이다.

전부터 알고 있었다. 노화세포란 간단히 설명하면 세포가 활성산소를 포함한 여러 가지 스트레스 때문에 유전자 손상이 누적되어서 암세포로 변하기 직전인 상황이 되면서 스스로 좀비처럼 바뀌어서 죽지도 않고 활동도 하지 않는 세포를 말한다. 이 노화세포는 얄궂게도 몹쓸 여러 가지 염증 물질들을 주변으로 분비하는 특징이 있다. 세포 안에 활성산소의 농도가 높아지는 상황이 벌어지면, 이 노화세포가 잘 만들어진다는 것이다. 여기까지는 문제가 없는 생물학적 사실이다.

하지만 사람은 스토리를 만드는 동물이 아닌가. 선사시대부터 사람이 이해하거나 떠올릴 수 있는 스토리의 구조 중 가장 명쾌한 것은 바로 선과 악의 대립이다. '활성산소는 노화를 만드는 우리의 적이다'라고 생각하고, 이를 없애야겠다는 생각을 하게 되면서 활성산소를 없애는 온갖 요법들, 이를테면 비타민 복용, 디톡스detox 등의 처방이 등장했다. 이렇게 산업과 시장이 형성되었다.

적당한 활성산소에 노출되었을 때의 세포 내 반응은 활성산소의 위험성이 연구된 1960년대에는 측정할 수가 없었기에, 과량의 활성산소에 의한 반응 외에는 알 수가 없었다. 하지만 기술이 좋아지고 연구가 더 많이 진행된 지금, 활성산소와 노화 속도의 관계도는 [도표 1−5]의 A와 같다는 것이 알려지게 되었다. 이렇게 적정 선에서 노출이 되는 것은 몸에 이롭지만 과다하게 노출된다면 해로운 방향으로 바뀐다는 개념이 바로 호르메시스hormesis라는 개념이다.

절식을 하거나 운동을 하면 미토콘드리아가 좋은 스트레스 상황에 빠지면서 활성산소는 증가되지만, 이로 인해 몸속에 여러 가지 유익한 변화들이 생긴다. 고장 난 세포 내의 작은 요소(세포 소기관)들이 청소되기도 하고[5], 이러는 과정에서 분비되는 호르몬들이 몸을 떠돌면서 인슐린 저항성을 좋게 만든다거나 노화를 촉진시키는 여러 가지 경로들을 억제하기도 한다.

다시 기본으로 돌아가서 생각해보면, 미토콘드리아가 열심히 일해서 활성산소가 적당히, 하지만 충분하게 생겨나는 가장 일반적인 상황은 운동이다. 운동을 적당히 하면 몸에 좋고, 너무 심하게 하면 노화가 촉진된다는 것은 너무 뻔한 사실 아닌가. 많은 연구를 하고 돌고 돌아 알게 된 과학적 지식을 한 문장으로 정리해보면 결국 과유불급過猶不及이다. 아무리 좋은 것도 과도하면 좋을 것이 없다는 것은, 세상의 진리 아니겠는가.

이러한 내용들이 다 알려졌으니, 항산화 물질이 항노화 물질이라는 믿음이 조금은 줄어들 법도 하건만, 일단 한번 좋다고 모두가 알고 있으면 그 관습적 지식이 변하는 데는 많은 시간이 걸리는 듯하다. 돈으로 쉽고 빠르게, 고통 없이 노화와 질병을

---

5 오토파지(autophagy)라고 하는데, 쉽게 설명하면 신체에 에너지가 부족해지는 절식 상태나 운동을 통해 에너지를 소모한 상태에서 세포는 노폐물을 청소하고 그 에너지를 지출하면서 대사를 유지하는데, 이러한 생물학적 현상을 일컫는다.

예방하려는 사람들의 본성 탓에 호르메시스의 관점에서 보면 쓸모없는, 심지어 일부 연구에서는 잠재적으로 해로울 수도 있다고 하는[6] 항산화제를 많은 사람들이 지금도 찾는다.

반면 실제로 노화 방지에 확실한 효과가 있다고 알려진 것은 적게 먹는 것과 충분한 양의 신체 활동이다. 더 편한 것을 찾는 사람의 본성 탓에 이러한 생활습관의 변화는 마치 몸에 좋은 쓴 약처럼 사람들이 잘 찾지 않는다. 그럼에도 불구하고 지난 수천 년간 인류의 스승이 되었던 많은 현인들은 이런 인간의 본성을 잘 다독이며 번뇌를 줄이는 동시에 건강도 지킬 수 있는 방법들을 제시해왔고, 인류의 문명은 이런 방법들을 여러 대에 걸쳐 더 나은 방향으로 수정해왔다.

말하자면, 쓴 약을 덜 쓰게 느끼도록 만드는 방법들이 있는 것이다. 이 책은 희망컨대, 그런 삶의 방법을 지속가능하게 해주는 길잡이가 되었으면 한다. 일단 쓴맛이라고 생각하는 진입 장벽을 넘고, 앞으로 이 책에서 조금 더 깊이 다룰 몇몇 방법들을 습관화한다면 점차 정신적인 번뇌, 허리둘레, 혈당, 혈압이 순차적으로 감소되는 선순환을 만들 수 있을 것이다. 좋은 선순환을 한 번 경험하고, 일정 기간 습관으로 만들게 되면 스트레스를 풀기 위해 먹고, 마시고, 누워서 넷플릭스를 시청하던 과

---

6 연구에 따라 논란이 있지만 비타민E 보충 요법이 대표적이다.

거의 삶으로 돌아가지 않아도 된다. 선순환의 경로에서 무심코 벗어나 반대 방향으로 걸어가고 있을 때 이를 깨닫고 다시 방향을 틀 수 있는 자각이 생겨 있기만 하면 된다.

노화와 건강의 측면에서 보면 인류의 역사에는 '쓰고 좋은 약을 피하려는 사람의 본성을 이용해서 자신의 명예나 부를 이루려는 사람들'과 '이러한 사람의 본성을 잘 다스려서 스스로 평안과 안녕을 얻을 수 있음을 설파하는 사람들'이 공존해왔다. 하지만 세상의 모든 이치를 보면 쉽고, 빠르고, 편안하게 무엇을 이룩할 수 있으니 돈을 달라고 선전하는 것들은 대개 도움이 될 만한 것이 별로 없다. 세상에는 높은 수익을 내세우는 수많은 위험한 미끼들이 도사리고 있다. 실제로는 이익은 제한되지만 잠재적 손실은 무한한 형태로 설계된 온갖 투자 상품들이 대표적이다.

건강 영역에서도 마찬가지로 이렇게 쉽고 빠르고 비용도 적게 든다는 새로운 약이나 검사 방법을 내세우며 돈을 끌어 모으는 사람들을 자주 본다. 그런 방법을 따르면 온갖 대사질환과 암을 예방하고 수명을 늘릴 수 있다는 것이다. 그럴 때마다 나는 이번 장의 내용을 혼자 곱씹는다.

'쓴맛이 난다고 몸에 다 좋은 것은 아니지만, 달콤한 맛을 내세운 것 중 이로운 것은 거의 없다.'

04

평균수명은
계속 늘어날까?

생물학에는 생목의 오류가 존재한다.

_ 니콜라스 나심 탈레브,《안티프래질》

지난해 베스트셀러가 된 책 중에 문명과 과학의 발전으로 평균수명이 꾸준히 늘어 머지않은 미래에 증손자를 넘어 고손자까지 볼 수 있을 것임을 이야기한 책이 있다. 노화학자 데이비드 싱클레어David Sinclair가 쓴 《노화의 종말》인데, 싱클레어는 레오나르도 가렌테Leonard Guarente와 함께 시르투인Sirtuin(절식은 수명 연장 효과를 나타내는 알려진 기전 중에 하나다.) 연구로 오래 전부터 유명해진 생물학자다. 싱클레어는 《노화의 종말》에서 우리가 생각하는 모든 비전염성 질환은 노화에 의한 결과이므로 노화가 가장 중요한 질병이고, 이를 치료함에 따라 불로장생에 가까워질 수 있다고 역설한다. 작은 것도 크고 멋지게 포장해서 미끈하게 발표하는 것으로 소문 난 학자다운 주장이다. 이야기는 또 이렇게 해야 관료와 대중의 사랑을 동시에 받을 수 있기도 하다.

데이비드 싱클레어뿐이 아니다. 지금 태어나는 아이들은 150년을 살 것이라느니, 기계와 융합해서 영생을 할 것이라느니 하는 이야기가 전문가라는 타이틀을 단 집단에서 쏟아져 나온다. 반도체 집적 회로가 지난 60년간 급격하게 발전하는 것을 당연한 것으로 보고 자란 사람들이 지난 100년간 사람에게서 관찰된 평균 수명의 증가를 우상단으로 자로 그은 듯 이어서 연장시키고 싶은 것도 무리는 아닐 것이다. 바로 앞 장에 나온, [도표 1-5]의 곡선의 앞부분을 늘여 외삽하는(B형태) 사람들의 속성이 반영된 모습이다.

기대수명은 태어난 시점에서부터 시작한다. 그렇기에 아주 기본적인 위생 개념과 공중보건, 영양상태 개선 등으로 영아 사망률과 유아기 사망률을 낮추면 기대수명은 큰 폭으로 오를 수가 있다. 랭카스터의 책《Expectations of Life(기대수명)》[7]에 따르면 이미 1500년대 영국에서 일단 서른 살까지만 살아서 버티면 그 시점에서 기대되는 사망 시점은 70세 정도였다. 미국 CIA

---

7 H. O. Lancaster, Expectations of Life: A Study in the Demography, Statistics, and Historyof World Mortality , 1990

의 자료를 참고하면, 2000년대 선진국들의 출생 시 기대수명은 80세 전후였는데, 결국 인류가 전체적으로 더 살기 좋아지고 기본적인 사회적 자본들이 갖추어지면서 개선된 생애 초기의 사망률이 출생 시 기대여명을 급격히 끌어올리게 된 셈이다. 그리고 과거에는 절반 가까운 사람들이 성인이 되기 전에 사망했고, 이 때문에 현대화 이전의 사회에서는 종의 멸종을 막기 위해 다산多産은 필수적이었던 것이다.

이런 평균 기대수명의 증대는 2010년대 후반에 이르러서는 선진국에서 눈에 띄게 둔화되고 있으며, 일부 나라들에서는 추세가 바뀌어 기대수명이 줄어드는 현상도 보이고 있다. 최근까지 대부분의 선진국에서 관찰되는 기대수명의 증대는 제2차 세계대전 후 일반화된 전 국민 대상 건강 관리(1차 예방), 만성질환의 적절한 치료와 합병증 예방(2차 예방) 등 의료 서비스의 보편화 등이 가장 큰 폭으로 기여했을 것으로 받아들여지고 있다. 반증의 사례로, 세계에서 가장 부강하지만 기본적인 의료 서비스의 접근성이 악화되고 있는 데다 비만과 대사질환, 약물 남용이 만연하고 사회적 빈부격차가 악화되는 나라인 미국을 떠올려보자. 이 나라는 정보기술과 생명과학 기술이 세계에서 가장 발달한 나라이며, 갖은 최첨단 기기와 값비싼 신약이 보급되어 있어 돈만 있으면 이런 이기들을 사용할 수 있지만 국민의 기대수명은 이미 2017년부터 일부 인구집단에서 줄어드는 현상을 보이고 있다. 최근인 2020년에는 코로나 19의 영향으로 대부분

도표 1-6 인간의 기대수명과 한계수명

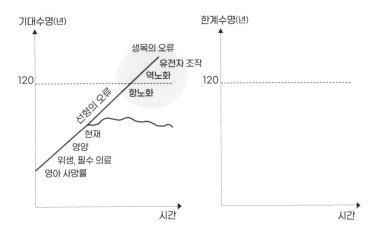

사람들은 지난 100년간 사람의 기대수명이 증가된 것을 무한히 외삽해서 생각하는 경향이 있다. 하지만 호모 사피엔스라는 종의 한계수명은 사실 꽤 오랜 시간 동안 변한 적이 없다.

의 선진국에서 기대수명이 대폭 감소되는 놀라운 통계 결과를 확인할 수 있었는데, 제2차 세계대전 이후 지속되던 기대수명의 증가가 추세적으로 꺾인 것이 아니기를 바란다.

샤오 동Xiao Dong [8] 등 연구진이 보인 것처럼, 생물학적으로 호모 사피엔스라는 종의 한계수명은 120년 정도로 일정 부분 한계가 있는 것처럼 보인다. [도표 1-6]의 그래프처럼 이 한계수명은 그다지 달라진 적이 없다. 하지만 노화를 질병으로 보고 이를 치료하고자 하는 연구자들 중에는 데이비드 싱클레어처

---

8 Dong et al, Evidence for a limit to human lifespan, Nature , 2016

럼 분자생물학의 힘으로 수명을 더더욱 증가시킬 수 있을 것이라고 생각하는 사람들이 많다. 그런데 여기에는 두 가지 오류가 있다. 하나는 이미 언급했던, 대부분의 것들이 선형으로 계속 모멘텀을 가지고 과거의 변화를 이어갈 것으로 외삽하는 '선형의 오류'이고, 두 번째는 바로 '생목의 오류'다.

나심 탈레브는 '외부에서는 잘 보이지 않고, 다루기도, 설명하기도 쉽지 않은 무엇인가를 꼭 필요한 지식이라고 잘못 이해하는 상황'을 '생목의 오류'라고 이름 붙였다. 생목生木, green lumber, 목재를 거래하는 선물시장에서 살아남기 위해서는 생목을 초록색 칠을 한 목재라고 오해할 정도로 무지하더라도 상관없다는 것이다. 목재에 대한 지식보다는 트레이딩을 어떻게 하느냐가 더 중요할 것이다. 비슷한 예시로, 컴퓨터 게임을 잘 하기 위해서는 반도체 공학을 공부한다거나 수술을 받기 위해 외과의사의 분자생물학적 지식이나 연구 업적을 평가하는 것도 비슷한 종류의 오류일 것이다.[9] 하지만 많은 사람들이 생목의 오류에 빠진다. 약간 결이 다르지만, 지금 선진국의 기대수명 중 분자생물학이 기여한 부분은 잘 해야 가장 마지막 5~10년 정도

---

9 예를 들어 노벨상을 받은 줄기세포 과학자인 야마나카 신야(山中伸□)는 정형외과 의사로서 적성이 너무 맞지 않아 기초과학 연구를 택했다고 한다. 노벨상을 받았다고 해서 야마나카 신야에게 고관절 치환술을 받고 싶지는 않을 것이다. 그런데 또 세상을 보다 보면 이와 비슷한 일들이 다양한 영역에서 벌어지는 것도 사실이다.

도표 1-7 2017~2067 장래인구추계

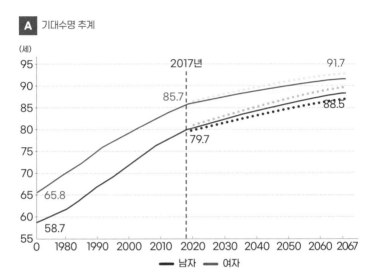

A 기대수명 추계

(세)

2017년

85.7

79.7

65.8

58.7

91.7

88.5

—— 남자 —— 여자

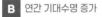

B 연간 기대수명 증가

(세/년)

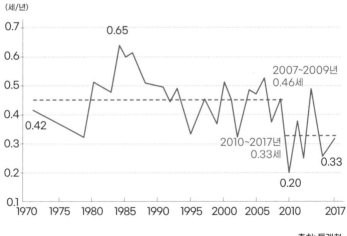

0.65

0.42

2007~2009년
0.46세

2010~2017년
0.33세

0.20

0.33

출처: 통계청

일 것이다. 중세와 비교했을 때 늘어난 기대수명에 사회적 자원이 기여한 정도와 비교했을 때는 상당히 작은 부분이라고 할 수 있다. 그럼에도 불구하고 이전 100년의 트렌드를 이어 붙여, 분자생물학이 사람을 불로장생의 미래로 희망차게 이끄는 구세주가 되어줄 것이라고 생각하는 것이다. 더욱이 생물학적 한계수명을 뚫고, 계속 성장해서 말이다. 종이를 접고 또 접으면 어느 순간에는 그 두께가 지구와 달의 거리에 이르게 된다는 이야기, 쌀알을 하나 둘 넷 이렇게 두 배씩 늘려나가면 그 질량이 지구를 곧 넘어선다는 이야기와 다를 바가 없다. 생목의 오류와 선형의 오류에 빠진 것이다.

미국에서 사회적 요인에 의해 기대수명 증가에 균열이 보이기 시작한 것처럼, 나는 한국에서도 여러 사회적 변화를 종합해볼 때 지금 베이비부머와 86세대를 아우르는 1950~1960년대생들이 우리나라 역사에서 가장 긴 건강 수명을 기록하는 출생 코호트가 될 가능성이 높다고 생각한다. 통계적으로 해당 시점에 태어난 0세가 생존할 것으로 예상되는 기간이 기대수명인데, 추계는 통계적 가정에 의한 외삽에 의하지만 실제 결과는 사회경제적 현실을 반영하게 된다. 2019년 발표된 2017~2067 장래인구추계에 따르면 기대수명 증가 속도는 계속 느려지고 있지만, 2067년까지 우리나라의 기대수명은 꾸준히 증가할 것으로 예상된다([도표 1-7] 참조). 하지만 나는 생각이 조금 다르다. 뚱딴지같은 소리처럼 들릴 수 있으나, 1980~1990년대생

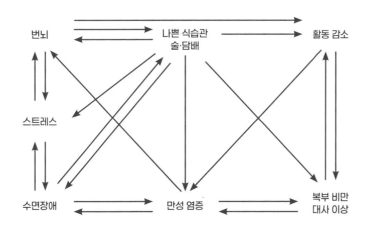

도표 1-8 현대사회가 가속노화를 부르는 요인들

들은 추세가 꺾여 하락하기 시작하는 기대수명을 목도하는 우리나라의 첫 세대가 될 가능성이 있다.

내가 이렇게 다소 우울한 예측을 하는 것은 변화하는 사회 환경과 이에 따른 생활습관들이 현대인의 생물학적 노화 속도를 점차 빠르게 만들어가고 있다는 걱정 때문이다. 생물학자들이 이야기하는 노화 지연의 기본 원리는 대부분 대사 과정을 가늘고 길게 뽑아주는 것의 이런저런 생물학적 기전을 모사하는 것임을 앞에서 이야기한 바 있다. 그래서 데이비드 싱클레어가 매우 긴 지면을 들여 소개하고 있는 '노화를 이기는 방법'이라는 것은 결국에는 30~60대에 걸친 기간 동안 절식이나 절식을 모사할 수 있는 방법들을 실천하는 것을 넘어서지 못한다. 쥐나 초파리, 예쁜꼬마선충 같은 동물에서 절식 또는 절식모사, 엠토르mTOR(우리 몸에 영양분이 얼마나 충분한지를 알아내는 핵심 계기판 역할이다) 시스템의 억제, 노화세포 제거와 같은 실험을 해보면 최대 수명이 20~25퍼센트 정도 늘어나는 것을 볼 수 있다.

이 실험들을 정반대로 수행하면 쥐에서 일종의 가속노화 모형을 만들 수 있다. 실험적으로 건강 수명을 20퍼센트 정도 단축시키는 것은 그리 어려운 일이 아니다. 1장에서 언급했던 내용이다. 나쁜 식습관을 이용해서 만성질환을 발병시키고 노화세포를 축적시키면 노쇠한 쥐를 짧은 시간에 만들어낼 수 있는 것이다. 구체적으로 노화를 가장 빠르게 가속시키는 방법은 대사 이상과 만성 염증, 단백항상성proteostasis [10] 파괴 등을 통해 혈관 노화와 대사질환을 초래하는 것이다. 그리고 [도표 1-8]에 나와 있는 '사람의 가속노화'를 만드는 기제들은 서로 다 연관되어 있어서, 일단 그 고리에 진입하게 되면 다 같이 악순환을 하며 더 나쁜 결과를 향하는 추진력을 만들어낸다. 스캇 펙M. Scott Peck은 《아직도 가야 할 길》에서 이를 마음의 엔트로피entropy라는 단어로 설명했는데, [도표 1-8]에서의 번뇌와 거의 비슷한 개념이라고 보면 되겠다. 마음의 근력이 떨어지고, 엔트로피가 올라 쉽게 단 음식이나 몸에 좋지 않은 정크푸드에 의존하고,

---

[10] 잘못된 구조로 만들어지거나 고장 난 세포 내 단백질을 유비퀴틴(ubiquitin)으로 표지해서 프로테아솜(proteasome)에서 분해하거나 자가포식(autophagy)으로 녹이는 등 세포 내 단백질을 별 탈 없이 유지하기 위한 항상성 메커니즘.

인터넷 쇼핑 중독에 빠진다거나 넷플릭스 드라마를 몰아보고, SNS를 끊임없이 스크롤하게 되고, 뭔가 불안해서 포모증후군에 시달리는 그런 상태를 나는 통칭해서 번뇌라고 부르기를 좋아한다.

베이비부머와 86세대는 대다수가 최소한 어린 시절 당분과 가공식품을 마음껏 즐길 수 있는 환경은 아니었다. 어려서는 주로 밖에서 활동적으로 놀았다. 86세대는 20대 때에도 도서관에서 취업 준비를 하기보다는 시위 등에 가담하며 신체 활동을 많이 했다. 그 사이 세계에서 제일가는 전국민 의료보험 체계가 갖춰져서 만성질환은 조기에 관리받을 수 있게 되었다. 이들이 은퇴할 때가 되니 노쇠나 장애에 대한 시스템도 하나하나 갖춰져 간다. 생애주기별 노화 예방이 착착 다 들어맞았다.

반면 1980년대생부터는 어려서부터 활동 저하와 과잉의 열량에 시달리고 살아야 했다. 비디오 게임을 하고 자란 세대다. 당분 폭탄 점심식사를 하고 오후 3시쯤 힘이 쭉 빠지는 것 같으면 또 당분이 들어 있는 간식에 손이 간다. 편도 한 시간 반 걸리는 지옥 같은 퇴근길로 집에 들어가서는 누워서 넷플릭스와 유튜브를 보고, 배달음식을 시켜 먹고 잔다. 이런 생활환경에 대한 반향으로 저탄고지(저탄수화물 고지방) 식단, 간헐적 단식, 홈트레이닝 등 여러 가지 해결책이 나오지만, 사회적 압력이 평균적인 사람들의 노화를 가속시키는 방향으로 끊임없이 가해지는 것이다. 이런 여러 가지 생활습관 인자들이 서로 악순환을 불러일으킨다는 것은 더더욱 큰 문제다.

앞으로 사람들의 생활습관은 더 나빠질 수도 있다. 4차 산업 혁명 시대의 권력은 사람들의 동기부여 회로를 지배하는 플랫폼 기업이 장악하고 있고, 이 추세는 더욱 강화되어가고 있는 것 같다. 요즘의 1980~1990년대생은 이미 영화 〈월-E〉에 나오는 사람들처럼 휴대폰을 스크롤하고, 알고리듬이 만들어놓은 보상회로가 주는 도파민의 먹이를 따먹으며 지내게 되었다. 코로나19로 더 심해진 이 트렌드의 끝은 정확히 영화 〈월-E〉에서의 모습이 아니겠는가. 질병을 야기하기 위해 매일 당분과 지방이 가득 든 식이를 제공해주는 실험실의 생쥐와 별로 다를 바가 없는 처지가 되었다. 어린 시절부터 속절없이 실험실의 '가속노화 모델 동물' 같은 삶을 살고 있는 것이다. 끊임없이 배고픔을 느끼며 옥수수 시럽과 기름을 모종의 다른 형태로 만들어놓은 것들(콜라로 대표되는)을 소비하는 미국의 여느 사람들처럼 되어간다면 기대수명은 줄어들 수밖에 없다.

그래서 사람의 평균수명이 앞으로 계속 늘어날 것이라는 최근의 견해에 나는 선뜻 동의하기 어렵다. 새로운 용한 물질이 있으니 우리는 불로장생할 수 있을 것이라는 흔하디흔한 바이오·제약 스타트업들의 사업계획서에도 믿음이 가지 않는다. 자본 시장에서는 진행된 고형암 환자의 기대 생존 기간을 1주일 늘려준다는 약들이 블록버스터가 되고, 호흡기 바이러스로 아픈 기간을 하루쯤 줄여준다는 물질이 전 세계의 주식과 채권 시장을 움직이는 시절이다. 그럼에도 세상의 원리, 그리고 그 용하다는 물질이 개선해준다는 기전의 토대는 사회의 시스템과 사람들의 생활습관에 크게 좌우된다.

05
노화를 지연하는
메커니즘

비우기를 지극히 하고, 고요함만을 돈독하게 해서, 온갖 만물이 함께 일어나면, 나는 되풀이되는 것을 바라볼 뿐이다(致虛極 守靜篤 萬物並作 吾以觀復). _ 노자, 《도덕경》

과학책이나 의학 교과서는 보통 어떤 질병이나 개념에 대해 기술할 때 그 질병이나 개념의 메커니즘을 설명한 다음, 이에 대해 어떤 조치를 취할 때 우선적으로는 비약물적 치료를 이야기하고, 그다음에 약을 이야기한다. 그런데 어차피 노화 지연과 관련된 개념은 다 얽히고설켜 있다. 앞에서 이야기한 것처럼 가늘고 길게 뽑는 것이다. 효과가 있다고 알려진 모든 경로들이 결국 절식의 아류작들인 것이다([도표 1-9] 참조). 이것을 환원론적으로 떼어내서 복잡하게 설명할 수도 있고, 시스템생물학적인 방법으로 현학적으로 이야기하는 방법도 있지만, 그런 것들은 일단 제쳐두려고 한다. 예를 들어 자동차를 운전하는 데 점

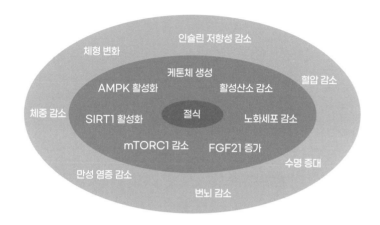

알려진 노화 지연의 메커니즘들은 사실 절식을 하면 나타나는 현상들에 기반하고 있다.

화 시 폭발의 동역학을 수치적으로 해석하고 이를 개선해서 연비를 향상시키기 위한 모델을 공부할 필요가 없는 것과 같다. 다시 말하자면 굳이 생목의 오류에 빠질 필요가 없다는 것이다. 그렇기에 노화 과정과 그것을 느리게 만들 수 있는 수단들에 대한 논의를 하기 위해서 이 책에서 생물학에 대한 이야기는 최소한으로만 하려고 한다. 어떤 축과 개념들이 있는지를 간단히 접해보는 것만으로도 의미가 있기에 간략하게나마 소개는 하겠지만, 생물학적인 내용이 익숙하지 않은 독자들이라면 이번 챕터를 그냥 넘겨도 다음 장의 내용을 이해하는 데에는 문제가 없을 것이다.

음식을 적게 먹는 것이 어떤 생물학적 과정을 통해서 노화를 지연시키는지에 대한 연구를 역사적으로 거슬러 올라가면 앞서 이야기한 레오나르도 가렌테가 1990년대에 효모에서 영양분을 제한함에 따라 수명이 길어지는 것을 관찰한 것에서 시작한다. 이렇게 영양분을 제한할 때에 Sir2라는 유전자가 활성화되는 것을 알게 될 것이다. 그런데, 여기서 더 나아가 Sir2 유전자를 굳이 영양분 제한 없이도 인위적인 방법으로 활성화시켜주면, 역시 수명이 늘어난다는 것을 발견한다. 여기서 힌트를 얻어 큰 동물에서도 비슷한 것을 찾을 수 있지 않을까 연구를 더 해나간다. 그러던 중 포유류에서 이와 같은 역할을 하는 SIRT1이라는 유전자를 찾아낸다. 고로, SIRT1을 활성화하는 물질들(예를 들어 레드와인에 들어 있는 레스베라트롤과 이를 기반으로 만들어진 유사 물질들이 대표적이다)이 노화를 지연시킬 수 있지 않을까 하는 생각에까지 도달한 것이다. 절식을 안 하고 약 한 알로 장수를 할 수 있겠다는 생각은 언제나 흥분되니까.

그렇게 해서 이 경로를 많은 기업과 과학자들이 연구해보았는데, 안타깝게도 작은 동물에서는 확연하던 노화 지연 효과가 큰 동물로 갈수록, 사람에 가까워질수록 잘 이루어지지 않았다. 말하자면 SIRT1을 올려도 절식을 했을 때 나타나는 결과인 수명 증대나 인슐린 저항성 감소, 좋은 방향으로의 체형 변화나 체중 감소와 같은 것이 일관되게 재연되지 않았던 것이다. SIRT1을 이용한 신약 개발 담론은 이렇게 흑역사로(일단) 슬그머니 사그라진다.

SIRT1은 NAD의 도움을 받는데, NAD의 전구물질이 니코틴아마이드 리보사이드NR, nicotionamide riboside다. 사실 지난 몇 년간 연구가 많이 되어오고 있고, 또 몸에 좋다고 소문이 나면서 사다 먹는 사람도 있는 물질이다. 그런 연구들을 요약해보면, 니코틴아마이드 리보사이드를 먹으면 NAD의 산화된 형태인 NAD+(활성화된 형태)가 체내에서 증가하고 이 결과로 절식 없이도 절식을 했을 때 나타나는 염증 감소, 인슐린 저항성 완화 등의 현상이 나타난다는 것이다. 이러한 현상은 일부 기전적 정황에서 관찰이 되는데, 아직 사람 수준에서 유의미하게 노화를 지연시킬 수 있는지는 확실하지 않다. 앞에서 언급한 블루베리의 레스베라트롤과 마찬가지로 연구가 더 많이 진행되면 관심이 감소할 가능성도 있다. 레스베라트롤이나 니코틴아마이드 리보사이드 같은 것들은 처방 없이도 사서 먹을 수 있다. 그 말은 곧 대개 부작용도 별로 없지만 효과도 별로 없다는 것이다.

AMPKAMP kinase라는 것은, 생물 시간에 나오는 AMP[11]에 인산을 붙이는 효소다. 아주 단순하게 설명하자면 세포 내의 에너지 레벨이 부족하면 AMP를 ATP로 만들어줘야 하기에 AMPK

---

[11] AMP, ADP, ATP는 아데노신에 인산이 각각 하나, 둘, 세 개씩 붙은 것이다. 즉, AMP 는 산화적 인산화에 의해 생성되는 ATP에서 인산이 두 개 떨어진 것이다.

가 활성화된다. 그런데 그뿐만 아니라 연결되어서 조절하는 생화학적 기작들이 아주 다양하다. 건드리는 작용기전이 아주 많다. 이런 걸 플레오트로픽pleiotropic하다고 하는데, 그 기전들을 나열해보면 소위 '몸에 좋은 것'들이 많다. 지방을 태워 에너지를 만들고, mTORC1을 억제시키면서 몸에서 단백질 합성을 느리게 하고, 근육이 포도당을 흡수하게 한다. 세포가 스스로를 청소하는 기전인 오토파지도 활성화해준다. 활성화가 되면 만병통치적 결과를 가져오는 효소라고 생각할 수 있다. 재미있게도 AMPK를 활성화시키는 AICAR5-aminoimidazole-4-carboxamide ribonucleotide[12]로는 연구에서 그렇게 두드러지는 유익함을 주지 못했다. 재미를 못 본 것이다. 노화 연구에서는 이런 것이 참 많다. 그만큼 얼기설기 연결이 되어 있어서 원인과 결과를 알기도 어렵고, 환원론적으로 해결이 잘 되지 않을 때가 많다.

아주 흔하게 사용되는 고전적 당뇨약인 메트포민metformin은 AMPK를 활성화시킬 뿐만 아니라 세포 기질과 미토콘드리아 전반에 걸쳐서 많은 변화를 일으키는 물질인데, AICAR와는 달리 실제 사람의 노화 지연을 위한 임상시험까지 시행된,[13] 상당히 유망한 물질이다. 대사과학계의 만병통치약 수준인데, 절식

---

[12]   반도핑규약에서 공식적으로 금지된 물질이다.

[13]   닐 바질라이(Nir Barzilai)가 추진해온 TAME(Targeting Aging with Metformin) 연구가 대표적이다.

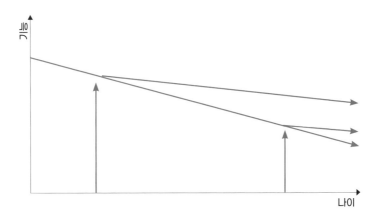

개입의 시작 시기가 다름에 따라 동일한 노화 속도를 늦추는 효과의 처치라도 결과는 다르다. 은퇴에 이미 가까워진 시점에 저축을 시작하면 젊어서 시작하는 것만 못한 것과 같은 원리다.

을 했을 때 활성화되는 대부분의 기작들을 활성화시킬 수 있다. 이런 유익한 기작적인 효과는 노년에서 투약을 시작해도 나타난다. 모델 동물에서의 연구 결과를 종합해볼 때, 이 책의 2장에서 설명한 것처럼 사람은 30대부터 상당히 오랜 기간(수십 년) 먹어야 유의미한 노화 지연 효과를 결과적으로 체감할 수 있을지도 모른다. [도표 1-10]처럼 노화의 결과인 질병과 노쇠는 노화 속도와 시간을 곱한 결과이기 때문이다. 노화(속도)와 노쇠(결과)의 관계를 이해하는 것이 그래서 중요하다. 이런 개념을 이해한다면 30~40대부터 남들에게 이상한 사람 취급을 받으며 공연히 당뇨 약을 주워먹는 시도를 한번 해봄직도 하다. 연구로 설계해서 가설을 검증하기 무척 어려운 긴 시간 스케일이다.

시간이라는 이야기를 할 때 빼놓기 어려운 것이 FGF21fibroblast growth factor21이다. 굶으면 발현되는 이 물질을 실험적으로 발현시키면, 대사적으로 유익한 수많은 경로가 활성화되며 혈당을 떨어뜨리고 지방을 태우는 효과가 있다. 이러한 결과로 주목을 받아, FGF21의 유사물질이 당뇨와 비만치료제 목적으로 개발되어 연구가 진행되기도 했다. 그런데 원숭이 같은 큰 동물에서 실험해본 결과 이 경로를 장기적으로 올려주면 전체적으로 몸이 서서히 악액질cachexia 양상으로 변해가는 것을 볼 수 있다. 악액질은 암 같은 병을 가지고 있거나 만성적으로 염증이 있을 때 몸이 쇠약해지며 근육과 살이 빠지는 현상을 말하는데, 한마디로 병 때문에 쇠약해지는, 그리 반갑지 않은 현상이다. FGF21은 중장년에서 당뇨병이나 대사질환, 비만이 있으면 애초에 혈중 농도가 높게 나타나는데, 혹자는 FGF21 저항성이 생겨서 그렇다고 하지만, 상식적으로 생각해보면(왜 그런지의 철학적인 이유는 물론 생물학 연구로도 규명할 수는 없지만) 몸이 살아보려고 안간힘을 쓰면서 혈당도 낮추고 지방도 태워보려고 하는 것이 아닐까 싶다. 얄궂게도 쥐에 FGF21을 투여하면 근육이 빠지는데, 사람에게서도 높은 혈중 FGF21은 고령 인구에서의 근감소증과 연관이 있어 보인다. 단면으로 잘라놓고 기작들을 보면 만병통치약인데, 거기에 시간 변수를 추가했을 때는 그렇지가 않고 오히려 결과적으로는 노쇠를 더하는 일을 하는 것일 수

도표 1-11 연구 지형의 모습과 아는 것, 모르는 것

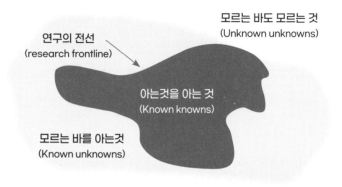

도 있는 것이다. 대사 영역에서 FGF21에 대한 관심은 이처럼 한 사이클을 지나 다시 사그라들었다. 물론 그와는 상관없이 FGF21은 아주 옛날부터 우리 몸 속에서 제 할일을 하고 있다.

이처럼 학계에서 각광받는 경로나 물질들의 부침을 바라보고 있으면, 우리가 아직 현대 생물학이라는 도구를 통해 알고 있는 것이 참 적다는 것을 알 수 있다. 기본적으로 과학적 연구 방법은 내가 적어도 상상할 수 있고, 무얼 모르는지는 알고 있기에 제기할 수 있는 연구 질문, 즉 '모르는 바를 아는 것[14]'에 대한 실험 방법을 수립해서 이를 수행하고 결과를 분석해서 '아는 것'을

---

14 이 비유는 과거 미국의 국방장관 도널드 럼스펠드가 사용해서 유명해졌는데, 이라크 전쟁에 대한 호불호와는 무관히 나는 이 비유가 세상을 바라보는 무척 좋은 방법이라고 생각하게 되었다.

조금씩 넓혀가는 과정이다([도표 1-11] 참조). 결국에는 기존의 학문적 지식과 사람의 상상력에 근거해서 '연구의 전선frontline'이 때로는 점진적으로, 때로는 혁신적으로 넓혀지는 과정이다. 그런 면에서 보통 'A에 의한 B라는 결과'를 들여다보는 현대 생물학으로 노화를 이해할 때 '모르는 바도 모르는 것'이 아직도 압도적으로 많다는 생각이 든다.

언론에는 어떤 생물학 연구 결과들에 대해 상투적으로, 예컨대 "치매 정복의 길 열려"라는 식의 기사가 쏟아져 나온다. 노화 연구라고 했을 때, 이런 기사 제목을 단 연구를 자세히 들여다보면 "AMPK와 상호작용하는 한 단백질의 구조 변화가 AMPK의 활성을 변화시켜 가속노화 쥐에서 노화세포의 양이 감소되었다"처럼, A에 의한 B의 결과를 보였을 뿐, '노화 정복'을 시사하지는 않는다. 아주 정확한 비유는 아니지만 교통체증이 심한 강남역 사거리에 차선 모양을 바꾸는 공사를 시행한 후, 공사 바로 다음 주에 서울의 차량 평균 속도가 한 시간에 2킬로미터 상승되었을 때 이를 가지고 세상의 모든 교통 정체를 해결할 방법을 개발했다고 대서특필하는 것과도 비슷하다.

mTOR는 세포의 여러 가지 단백질 합성을 증가시키는 가장 기본적인 액셀러레이터 역할을 몸에서 한다. 아미노산의 농도와 세포의 에너지 수준을 종합적으로 판단해서 이 액셀러레이터를 조절하는데, DNA 정보로부터 만들어진 mRNA를 읽어서 단백질을 만들어주는 번역 기구translation machinary가 일하는 속도를 조절하기도 한다. 결과적으로 만들어진 단백질이 근력을 만드는 근육단백질일 수도 있고, 면역 반응을 일으키는 사이토카인cytokine일 수도 있다. 절식을 하거나 단백질 섭취를 줄이면 억제된다. mTOR는 세포 성장과 대사를 조절하는 mTORC1과 세포의 증식, 생존을 조절하는 mTORC2로 이루어져 있는데, mTORmammalian target of rapamycin라는 이름처럼, 면역 억제제로 사용되는 라파마이신rapamycin, sirolimus의 표적이다. 라파마이신과 유사하지만 부작용이 적고, mTORC1와 mTORC2에 작용하는 비율이 상이한 여러 유사 물질들(라파로그rapalogue라고 한다)이 다양한 용도로 연구되어오고 있다. 모델 동물들에서는 장기간에 걸쳐 mTOR를 억제하면 수명이 증가하고 대사적인 건강도 좋아지는 것을 관찰할 수 있다. 얽혀 있는 것이 무척 많고, 면역 시스템을 주로 타깃으로 하는 이 경로를 라파마이신이나 라파로그를 장기간 먹어 사람에게서 억제하는 방법은 그리 매력적이지 않아 보인다. 장기 이식에서 거부 반응을 줄이는 데 사용하는 강력한 면역 억제제이기도 하고, 항암제로 쓰이기도 하는 약제들이기 때문이다. 사람 연구에서 이 경로를 잘 조절하면 노쇠가 발생했을 때의 만성 염증을 줄여주고 면역 시스템의 백신에 대한 적응력을 높일 수도 있다는 초기 실험 결과들이 있지만, 실제 노화 제어를 위해 이 경로를 이용하기 위해서는 아직 한참 연구가 더 필요하다고 생각한다.

한편 단백질을 먹으면 mTOR가 활성화되고 단백질을 줄이면

mTOR가 억제되는데, 어떤 연구자들은 모델 동물에서 단백질 섭취를 제한했을 때 mTOR가 억제되고 노화와 관련된 여러 현상들이 개선되는 것을 바탕으로 단백질 섭취 제한의 필요성을 촉구하기도 한다. 단백질 제한 식이가 과연 건강에 좋을지에 대해 의문이 있지만, 이쪽으로 활발한 연구를 수행하는 더들리 래밍Dudley Lamming 그룹의 과학자들은 생활 속에서 이 습관을 실제로 실천하고 있는데, 그런 면에서 볼 때 이 그룹의 실험 결과 자체는 과학적으로 아주 믿음직스럽다고 할 만하다. 나도 못 믿는 내 실험 결과라면 내가 생활습관에까지 반영할 리가 없지 않은가. 말과 행동이 하나도 합치되지 않는 세계의 수많은 프래질리스타들이 배워야 할 자세다.

이렇게 절식을 둘러싼 생물학적 메커니즘들과 관련된 물질들을 알아보았으나, 공부를 하면 할수록 역시 한 가지 생물학적 방법만으로 지속가능한 노화 지연을 이룩할 방법은 없어 보인다. 결국에는 빙그르르 돌아 절식 자체로 들어가보려 한다. 앞서 설명한 다양한 기전들이 결국 절식의 아류작인 고로, 절식이 가져오는 기전적 변화에 대해서는 다시 설명하면 지면만 늘어날 뿐이니 곧바로 그 절식을 어떻게 하면 안 힘들게 잘 하고 지속가능하게 할 수 있는지로 넘어가보자. 다만 한 가지, 케톤에 대해서는 잠깐 이야기를 해보자.

사람이 굶기 시작하면 처음에는 간에 있는 글리코겐을 동원해서 포도당을 만들어 쓰고, 이게 고갈되면 근육 단백질을 녹여서 포도당을 만들어 쓰는데, 어느 정도가 되면 이도 어려우니 드디어 지방을 태우기 시작한다. 지방을 태우기 시작하면 케톤체ketone body를 에너지원으로 활용하게 되는데, 특히 케톤을 쓸 수 있는 장기들, 생존에 꼭 필요한 뇌, 심장, 골격근이 가동을 유지할 수 있게 된다. 다소 생소한 이 케톤은, 케톤을 증가시키는 특별한 식이방법을 통해 치료약제에 잘 반응하지 않는 간질에 사용할 수 있음이 의학적으로 알려져 있었다. 또한 이 케톤이 인슐린이 만들어지지 않는 제1형 당뇨병 환자에게서 고혈당과 함께 케토산증을 일으키면 응급 상황이 되는 것으로 주로 알려져 있었다. 비교적 최근에 들어서야 케톤 자체가 대사적으로 절식을 모사하고 노화를 지연시키는 여러 가지 대사적인 변화를 초래할 수 있음이 알려지게 되었다.

역시 세상에 떠도는 케톤 만능론을 믿을 만큼 연구가 완벽하지는 않지만 어느 정도 신뢰할 만한 것은, 절식과 단식의 유익한 기전 중 일정 부분은 케톤체 자체가 일으키는 것일 수 있다는 것이다. 그리고 케톤체를 증가시키는 방법의 식이를 하면, 절식을 깊숙이 하지 않아도 체지방이 줄고 당도 떨어지고 혈압도 안정되고 노화세포도 줄어들고 머리도 좋아지는 등의 효과가 있다. 이러한 과학적 발견이 돌고 돌아 사람들 사이에서는 케톤을 증가시키는 식이요법이나 저탄수화물고지방(저탄고지) 식이 다이어트 등이 각광을 받게 된 듯하다. 그렇지만 고지방 식이가 고통 없이 모든 문제를 해결해주는 라이프 핵life-hack이라는 식의 접근이나, 이것을 극단으로 몰아가서 동물성 지방과 단백질을 마음껏 폭식해도 된다는 식으로 해석하는 것은 온당치 않아 보인다. 성과를 낸 과학적 연구 방법을 굳이 유사과학적으로 해석하는 격이다. 케톤체의 유익한 효과가 결국 절식에 뿌리를 두고 있다는 원래의 의도를 잊은 셈이다.

다음 장에서는 모든 연구가 공통된 메커니즘으로 지목하고 있는 '노화 지연의 대전제' 격인 절식을 실제로 우리 일상생활에 어떻게 적용할 수 있을지에 대해 생각해본다.

06

지속가능한
3차원 절식

수명을 늘리려면 식사를 줄여라.

_ 벤저민 프랭클린

절식은 그냥은 하기 어렵다. 무턱되고 절식을 하면 필시 그 이후에 폭식이 따른다. 사람은 그렇게 되어 있다. 사람은 굶다가 가끔 축제 벌이기fast and feast의 농경 시대 이전의 뇌를 그대로 가지고 있다. 그 때문에 쉽지 않은 것이 있고, 자본주의 때문에 쉽지 않은 게 또 있다. 좋든 싫든, 우리가 더 많이 먹게 하기 위한 기제들이 세상을 지배하고 있기 때문이다. 그런데 앞으로 설명할 세 가지 파라미터만 챙기면 아주 쉽게 절식을 실천할 수 있다. 무작정 굶고 절식을 실천해서 대사를 가늘고 길게 뽑으라고 할 생각은 추호도 없다. 일단 목표는 하루 섭취 열량을 원래보다 25퍼센트 정도 감소하게 하는 것이지만, 칼같이 매일매일

도표 1-12 **3차원 절식의 개념**

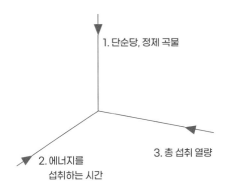

1. 단순당, 정제 곡물

2. 에너지를
섭취하는 시간

3. 총 섭취 열량

칼로리를 카운트하는 것은 좋을 게 없어 보인다. 칼로리 관리를 하지 않고도 자연스럽게 절식이 되는 방법이 있으니, 나는 이 방법을 3차원 절식으로 부른다([도표 1-12] 참조). 사실은 그리 어렵지 않다(생활습관 교정이 어렵다고 주장하는 사람은 보통 '돈으로 해결할 것을 종용하는' 제약회사와 생물학자다. 해당 분야의 연구를 해오고 있는 사람으로서는, 생활습관 교정이 어렵다는 가정이 있어야 비만이나 노화, 근감소증에 대한 신약 개발과 관련된 연구비를 확보하기가 쉽다).

첫 번째 차원: 단순당과 정제 곡물을 줄여라

삶에서 가장 먼저 없애야 할 것들이 있다. 단순당과 정제 곡물이다. 문제는 단순당과 정제 곡물이 우리 삶의 기본값이 되어 버렸다는 것이다. 병원 직원 식당의 점심 메뉴를 보면 흔히 흰 쌀밥과 떡볶이, 팩에 든 주스가 나오는데, 이걸 먹고 후식으로 또 과일주스를 먹으러 간다. 아뿔싸.

정상적인 일상생활을 하면서 단순당을 완전히 내 삶에서 없앨 방법은 없어 보인다. 물엿이나 콘시럽 등이 맛을 선명하게 만든다는 목적으로 온갖 음식들에 숨어들어 있다. 의외로 안 들어 있을 것 같은 국물에도 설탕이 들어 있는 경우가 많다. 단순당이 든 음식들을 찾아서 모조리 제외하고 나면 먹을 게 없게 된다. 그래서 시작은 품목 단위로 뺄 수 있는 것부터 순차적으로 늘려나가는 것이 현실적이다.

청량음료나 주스라는 것은 아예 세상에 없는 음식이라고 생각하는 것이 좋다. 포도당과 과당 등 단순당은 노화를 지연시키는 기능을 정반대로 끌고 간다. 혈당을 올리고, 인슐린 저항성을 증가시키고, 염증을 올리고, 배가 나오게 하고, 심지어 연구들에 따르면 과당은 사람의 행동을 조절하는 보상 회로인 도파민 경로에까지 영향을 주고, 렙틴이나 그렐린과 같은 호르몬에도 영향을 끼쳐 식욕을 증진시켜 전반적으로 음식을 더 섭취하게 만든다. 그러니 노화를 지연시키고자 한다면 단순당을 끊는 것이 가장 쉬우면서도 먼저 해야 할 일이다. 워런 버핏_{Warren Buffett}은 콜라를 먹고도 오래 살았다고 하지만, 그건 담배를 피고도 117년을 산 장 칼망_{Jeanne Louise Calment}[15] 할머니를 보고 담배가 안전하다고 하는 것과 다를 바가 없다.

그다음이 국수, 빵, 흰밥 같은 정제 곡물이다. 자연에서 섭취할 수 있는 곡물은 섬유질이 내용을 붙잡고 있어서 몸속에서 흡수되어 혈당을 올리는 데 많은 시간이 걸린다. 그러나 정제를 해놓으면, 몸에 들어간 이들 탄수화물은 곧바로 ⊠−글루코시다 아제$_{a\text{-glucosidase}}$를 만나 단순당으로 분리되어 흡수된다. 마치 단순당을 액상으로 섭취하는 것과 비슷하게 당 지수가 높다. 단순당이나 정제 곡물을 섭취하면 치솟는 혈당을 잡으려 인슐린이 마구 분비되고, 인슐린 덕에 혈당이 떨어지며, 졸리고 힘이 빠지고 배가 고픈 것을 느끼게 된다. 이렇게 인슐린에 의해 떨어진 혈당이 저장되는 곳은 내장지방이다. 내장지방은 자체적으로 염증성 지방 호르몬을 분비하며, 노화를 가속시킨다. 단순당이나 정제 곡물을 섭취함으로써 인슐린 분비와 혈당 저하가 반복되다 보면 식탐도 증가하는데, 이로 인해서도 노화 속도가 엄청나게 빨라진다. 한마디로 악순환이다.

식사 시 밥의 양을 절반 이하로 줄이는 것이 좋다. 우리 사회에서는 어쩔 수 없이 흰밥과 반찬이라는 음식을 먹지 않고는 살기 어렵다. 이러한 식습관은 어찌 보면 마른 당뇨의 유병률이 상대적으로 높은 우리나라의 업보일지도 모르겠다. 그런데 지속가능한 3차원 절식에서도 밥과 반찬을 먹는 방법이 있다. 밥의 양만 절반이나 그 이하로 줄이면 된다. 밥 양을 3분의 1로

---

15 공식적으로 세계에서 가장 오래 산 사람. 진짜가 아니라는 의혹도 있지만, 기록상으로는 122세까지 살았다.

줄여도 이전과 같은 시간 동안 밥을 먹으면 포만감에는 큰 차이가 없음을 알게 될 것이다. 먹는 속도가 오히려 문제다. 재미있는 것은 밥 양을 확 줄여서 한 끼를 먹어보면 세 시간쯤 지난 이후에 당이 떨어지는 느낌이 이전보다 훨씬 덜하다는 것이다. 식후의 인슐린이 덜 나오기 때문이다.

여기까지가 3차원 절식의 첫 번째 단계다. 일주일 정도만 단순당을 없애고 정제 곡물을 줄이면 과당이 만들어놓은 당 중독의 보상 회로가 서서히 사라지며, 자연스럽게 하루 종일 먹는 양이 줄어들게 된다. 그리고 자연스럽게 탄수화물의 비중이 줄어들며 전체적으로는 저탄고지 식이처럼 보이게 된다. 인슐린이 붙잡아둔 물과 염분이 빠지고 글리코겐이 분해되면서 1주일 만에 3~4킬로그램의 체중이 줄어든다.

두 번째 차원: 시간 제한 다이어트를 하라

시간 제한 다이어트는 간헐적 단식, 1일 1식 등 일정 시간만 음식을 섭취하고 나머지 시간에는 단식을 하는 것을 말한다. 저탄고지와 마찬가지로 종종 개념을 오해하고 오용하는 경우가 있다. 1일 1식을 한다면서 한 번 식사에 폭식을 하거나, 음식 섭취가 허락되는 시간에 좋지 않은 음식을 다량으로 섭취하면 몸에 좋을 턱이 없다. 시간 제한 다이어트의 개념은 생쥐나 원숭이에서 많은 연구를 통해 기전적 유용성이 알려져 있는데, 에너지를 섭취하지 않는 기간을 늘려 절식과 연관된 우리 몸의 유익한 요소가 활성화될 기회를 주는 것이다. AMPK나 자가 포식과 같은 경로들은 보통 금식 후 12시간이면 충분히 활성화된다. 사람은 획일적으로 얼마만큼의 시간 동안 먹어야 좋다는 것이 확정되어 있지도 않고, 확정할 수도 없을 것이다. 어쨌든 속을 비워주는 시간을 가급적 길게 늘여보자는 것이 취지다. 하루 중 12시간만 먹기, 8시간만 먹기(예를 들어 아침 10시부터 저녁 6시까지) 등 다양한 방법이 있다.

 저녁 식후에 물 이외에 특별한 열량을 거의 섭취하지 않고 아침을 블랙커피로 시작해보면, 오히려 밥과 국을 먹었을 때보다 점심 즈음에 느끼는 허기가 덜함을 경험할 수 있을 것이다. 실험을 해보면 확실히 알 수 있다. 아침의 허기를 줄이고 케톤 생성을 유도하기 위해 버터와 MCT유Medium Chain Triglyceride[16]를 넣은 커피를 마시는 사람도 있고, 지중해 식단이라고 해서 아침에 올리브유와 채소 등을 먹는 사람도 많은데, 모두 비슷한 취지다. 잠자는 시간과 아침 시간은 몸이 생물학적으로 정리정돈을 할 수 있는 시간으로 만들어준다. 이렇게 하면(대사 경로에 나쁜

영향을 주지 않는 약간의 올리브오일이나 MCT유[17] 같은 것은 뺀다면) 자연스레 하루 종일 열량을 섭취하는 시간이 8시간 안쪽으로 들어오게 된다.

세 번째 차원: 전체적인 영양과 열량을 조망하라

두 번째 차원까지 실천하고, 두세 달이 지나면 식욕에서 어느 정도 자유로워진다. 탄수화물, 단백질, 지방을 체계적으로 관리해서 몇 그램씩 먹을지 고민하지 않아도 된다. 수렵 시대에 맞춰져 있는 우리 몸이 하고 싶은 일을 할 수 있게끔 환경을 조성해주면 되는 것이다.

상업적으로 조성되어 있는 여러 가지 식습관, 생활습관, 환경 때문에 우리 몸은 억지로 비정상적인 상태에서 대사적 스트레스를 받고 있다. 여기에서 벗어나서, 유전자에 설계되어 있는 대로 우리 몸이 좋은 방향으로 잘 굴러갈 수 있는 대사적 환경에 가까이 가주기만 하면 된다.

그렇게 어느 정도 자연스러워졌을 때, 오늘 먹은 것들을 돌아보면 생각보다 섭취한 열량이 적었어도 허기는 별로 느끼지 않음을 알 수 있다. 저녁이 되면 물, 채소, 견과류, 올리브오일, 두

---

17   MCT유는 케톤 생성을 촉진해서 이론적으로는 오히려 절식 효과를 증폭시킬 수도 있다. 그래서 금식 중에 조금 먹어주는 것이 괜찮다는 의견도 있다.

부, 달걀, 달지 않은 과일 등을 조금 더 챙겨 먹을 수도 있다. 이렇게 습관을 만들다 보면, 세상에 있는 많은 음식들 중에 굳이 돈 내고 사 먹지 않아도 되는 음식들을 그동안 굉장히 많이 먹고 있었다는 생각도 하게 된다.

과당과 탄수화물 중독에서 어느 정도 벗어나고 내가 무엇을 먹는지 자연스럽게 자각하는 데까지 오면, 음식의 종류에 따라 내 몸이 어떻게 반응하는지를 조금 더 자세히 알 수 있게 된다. 예를 들어 아주 오랜만에 점심으로 라면에 밥을 말아 배불리 먹어보면 오후에 거의 쓰러지게 되는데, 도저히 아무것도 할 수 없을 만큼 졸리고, 그 졸음이 사라질 무렵 맥이 빨라지면서 단 음식이 당긴다는 것을 느낄 수 있다. 물론 어떤 식습관에 대한 몸의 반응, 머리의 반응은 사람마다 천차만별일 것이다. 아무리 많은 당을 섭취해도 아무렇지 않은 사람도 있을 수는 있다는 것이다. 하지만 사람마다 유전자와 후생유전적 지형Epigenetic landscape**18**이 제각각이므로, 어떤 노력을 한 후 내 몸의 반응을 관찰하다 보면 악기를 꾸준히 연습하거나 데드리프트를 연습할 때처럼 내 몸을 잘 다루는 요령을 점차 습득하게 된다.

나는 다양한 방법으로 지금까지의 일생 동안 도합 50킬로그

---

18 살아온 환경에 의해 유전자가 발현되는 정도가 DNA의 염기서열이 변화하지 않는 상태에서 변화되는 것이다. DNA 메틸화나 히스톤 단백질 변형 등 크로마틴 구조의 변형이 기여하는데, 유전자와 후생유전적 지형을 쉽게 말하자면 사람의 체질이다.

램 정도의 체중을 감량했다. 18세 이후 일생 동안 가장 무거웠을 때는 88킬로그램이었고, 가장 가벼웠을 때는 61킬로그램이었는데, 이러한 3차원 절식을 실천하기 전까지는 고통스럽게도 여러 차례 상당한 폭의 부침이 있었다. 지속가능한 3차원 절식을 이용한 이후로는 체중을 거의 재지 않게 되었다. 체중이라는 숫자에서 자유로워진 것이다. 체중은 달이 아니라 그 달을 가리키는 손가락에 가깝다. 즉 체중은 건강 관리의 본질이 아니라 부차적으로 따라오는 지표임을 알게 되었다. 그 이후에 드문드문 체중을 재보면 별로 변화가 없다. 의과대학 본과 2학년 때 구입한 옷들을 아직까지 입는 것이 많다.

체중을 감량해도 후에 요요현상이 발생하기도 한다. 요요현상은 많은 사람들에게 공포의 대상이기도 하다. 생쥐의 요요 식이 모델은 염증과 대사적 변화를 포함해서 여러 가지 가속노화 현상을 재현할 수 있게 해준다. 사람의 경우, 요요가 생기면 체중이 줄 때는 근육이 빠지고 체중이 증가할 때는 지방이 늘기 때문에 아주 최악의 상황이 벌어지게 된다. 게다가 요요는 유전자의 후생유전적 지형에 상처를 남긴다. 요요를 한두 번 겪으면 생활습관 교정 시도 자체를 단념하게 되기도 한다. 이러한 문제와 해결책을 다음 장에서 조금 더 들여다보자.

07

변동성,
어떻게 관리할 것인가?

우리가 사는 동안 앞으로 더 이상은 금융위기가 없을 것이다.

_ 재닛 옐런(2017년)

건강 관리에 대한 책이나 자기계발서들을 보면 대부분 어떠한 틀이 있는 것 같다. "더 열심히 하면 되는데 그걸 못하는 건 태도가 불량하기 때문이고, 그러니까 이 책을 읽어서 더 열심히 해보라"는 식이다. 가령 하루에 책을 두세 권씩 읽고, 매일 운동을 하고, 새벽 네 시에 일어나며, 술은 마시지 않는 등 '관리'라는 것을 해서 생산성을 늘리고 성공을 하라는 것인데, 하여튼 목적은 성공이다. 성공이 대체 무엇인지도 잘 모르겠다. 흔하게는 부의 획득이나 경제적 자유를 성공으로 여기기도 한다. 데카르트주의, 청교도적 윤리관과 벤저민 프랭클린적 삶, 데일 카네기나 스티븐 코비 느낌이 나는 자기계발서들의 기승전결을 잘

뒤섞어서 사장님들이 좋아하시는 내용으로 포장한 다음 회사에서 사서 직원들에게 나눠주도록 하는 게 목적이 아닐까 하는 생각도 해본다.

지금의 시대는 변동성이 없는 것, 관리 가능한 것, 직선으로 우상향하는 것이 추앙받는 시대다. 매출은 매년 증가해야 하고, 순이익도 함께 증가해야 한다. 원가는 매년 감소되어야 하고, 주가지수는 내리지 않게 관리해야 하고, 물가도 정해진 범위 내에서 증가해야 한다. 관리 목표라는 것은 부차적 지표surrogate marker이고 개인, 기업, 국가가 더 좋아지는 것을 쉽게 설명하기 위한 하나의 수단인 것인데, 이렇게 관리 목표를 정하면 그 목표가 되는 파라미터가 목적이 되어버린다. 데카르트적 환원주의 자체는 그런 의도가 없었는데, 이를 교조주의적으로 해석하는 태도가 문제이지 않을까.

칼로리를 덜 섭취하고 살을 빼고 혈당 프로파일을 좋게 만드는 것을 지상 목표로 삼아보자. 앞서 이야기한 FGF21의 사례처럼, 쥐에서 이 목표를 실행하는 가장 쉬운 방법은 대사적으로 아주 이화적인catabolic 상황을 만드는 것이다. 다른 물질로는 대사적 가속 페달을 강제로 밟는, 운동 모사exercise mimetic 물질도 있다. 가만 앉아 있어도 계속 운동을 하는 것처럼 몸의 대사 과정이 활발하게 돌아가게 만들어주는 물질들이다. 자동차 기어를 중립에 놓은 채로 가속 페달을 밟고 있는 모습을 생각하면 된다. 이러한 실험의 관찰 결과 혈당 프로파일은 일단 좋아진다. 실험은 성공이다. 그런데 시간이 지나면 측정했던 파라미터 이외의 것들에서 많은 부분이 나빠지기도 하는데, 이 부분들은 연구자의 관심 밖이니 없는 취급을 받게 된다. 논문에서 이야기하지 않으면 그만이다. 일례로, 신약 후보물질이라는 것들 중에는 쥐도 죽고 암도 죽게 하는 물질들이 있는데, 쥐가 죽어가는 것은 보여주지 않고, 암의 크기가 줄어들었으니 항암 효과가 좋다고 포장해서 많은 큰 투자를 받는 경우도 무수히 많다.

회사도 마찬가지다. 재무제표를 좋게 만드는 것을 최우선으로 하다 보면, 정작 그 회사가 생겨나 성장할 수 있었던 가장 핵심적인 사업 모델을 도외시하는 방향으로 변해가기도 한다. 숫자를 중시하는 최고경영자 덕에 회사의 주가가 오르고 외형적으로는 재무제표도 좋아졌지만, 정작 회사의 본질 가치, 본업이 훼손된 것이다. 그 사례로 미국의 유서 깊은 대기업 제네럴 일렉트릭GE이 가장 먼저 떠오르는데, 근래에는 연이은 737MAX 항공기의 추락 사고로 많은 물의를 빚었던 보잉을 들 수 있다.

국가나 전 세계 규모에서도 비슷한 일들이 벌어진다. 언젠가부터 주요 국가의 중앙은행은 시장의 변동성을 억제해서 자산 가격이 떨어지지 않도록 하는 것을 최우선 목표로 삼게 되었다. 혹여나 채권이나 주식 시장에 변동성이 발생하지 않는지 여부만 바라보며 돈을 찍어내다 보니, 그 결과로 발생하는 자산의 과도한 상승은 버블이라고 부르지 않으면서, 오히려 이러한 자산 가격 상승에 중앙은행들이 안도감을 느끼는 기묘한 상황이 벌어진다. 한편으로는 중산층이 실제 생활에서 고통받는 높은 체감 인플레이션은 보려 하지 않고, 통계적으로 계산되어 나오는 상당히 낮은 인플레이션 숫자만 확인하며 안도하는 것도 같은 원리다. 중앙은행과 국가가 존재하는 목적이 안전하고 윤택한 시민의 삶을 보장하기 위한 것에서, 몇몇 파라미터를 맞추기 위한 것으로 와전된 것이다. 연방준비은행 전 총재였던 재닛 옐런Janet Yellen은 이러한 관리를 아주 좋아해서, "우리가 사는 동안 앞으로 더 이상은 금융위기가 없을 것이다"라는 이야기를 하기도 했다.

현실의 삶을 한 가지 숫자에 갖다 맞추지 말아야 한다. 매일 체중을 재면서 일희일비하는 것은 별로 도움이 되지 않는다. 체중에만 일희일비하다 보면 나중에는 근육은 다 빠지고 지방만 남는다. 매일 1만 2,000보를 걷겠다는 목표를 정하고 그 목표에만 매달리는 것도 좋을 것이 없다. 하루에 1,200칼로리만 먹겠다고 정해놓는 것도 마찬가지다. 무엇이든 하나에만 목표를 맞추고 억지로 하다 보면 스트레스 호르몬이 더 나오고, 기분이 좋지 않다. 육체적 활동을 여가로 하면 건강에 좋은데, 똑같은 활동을 일로 하면 건강이 나빠진다는 연구 결과도 있다.

또 다른 문제는 변동성을 최소화하는 관리 자체가 더 큰 변동성의 씨앗이 된다는 것이다. 바로 앞장에서 이야기한 요요현상이 이런 것이다.

'자연스럽게 생겨나는 작은 산불을 억지로 억제하다 보면 나

도표 1-13 자연스러운 변동(A)을 힘으로 억제하면 힘이 누적되어 큰 폭발(B)을 맞이할 수도 있다.

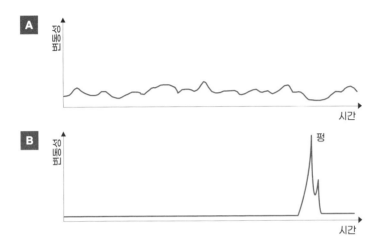

중에 더 큰 산불이 발생하는 기여 요인이 된다'는 것은 이제는 널리 알려져 있는 사실이다. 주식시장의 변동성을 극단적으로 좁혀놓을 경우, 약간의 균열이 생겨도 변동성은 큰 폭탄으로 나타난다는 것을 1987년 10월의 알고리듬 매매 폭락 사태와 2018년 2월의 빅스마겟돈VIXmageddon 사건으로 확인할 수 있다. 재닛 옐런은 금융위기가 없을 것이라고 했지만, 시장의 변동성이 있을 때마다 이를 꺾기 위해 10배, 20배씩 더 커지는 유동성 공급은 종국에는 양적 완화로도 어찌할 수 없는 변동성과 부작용을 초래할 수도 있다([도표 1-13] 참조).

칼로리를 계산하면서 식욕을 참는 것은 한계가 있다. 이렇게 참는 것은 정신적 에너지를 소모한다. 코끼리를 생각하지 말라고 하면 코끼리를 생각하게 되는 것처럼, 먹으면 안 된다는 생각을 하면 할수록 참는 것이 더 어려워진다. 이렇게 끈기를 가지고 식단 조절을 45일 정도만 하면 습관이 되어 영원히 지속할 수가 있다는 이야기도 한다. 하지만 그러다가 한 번 터지면 순식간에 그동안 쌓은 노력은 물거품으로 돌아가버린다. 마치 작은 산불을 끊임없이 억제하다 큰 산불을 만드는 것과 같은 원리다. 이것이 소위 요요현상이다.

애초에 참는 노력을 줄여야 한다. 억지로 노력하지 않고도 될 수 있게 시스템을 만들어가야 한다. 물을 가열하면서 계속 보고 있으면 절대로 끓지 않는다는 말이 있다. 노자가 《도덕경》에서 "억지로 노력하지 말라"고 한 것이 이런 의도였지 않을까.

사람은 수렵 시대를 살면서 만성적인 강제 절식을 해왔다. 사냥에 실패하면 음식을 먹고 싶어도 먹을 수 없기 때문이다. 그러다가 큰 동물 사냥에 성공하게 되면 실컷 먹을 수 있는 기회를 얻는다. 우리도 평소에는 3차원 절식을 실천하다가도 때로는 또 푸짐하게 먹을 수 있다. 그렇게 실컷 먹은 뒤 다시 3차원 절식을 하면 된다. 그렇게 잘 먹은 음식은 근육을 유지하는 데 도움을 줬을 것이라고 생각하자.

먹는 일과는 조금 다른 경우지만, 마음챙김 호흡 명상을 할 때에도 고요히 생각하다가 잡념이 떠오르면 그 잡념을 거부하고 밀어내려 하기보다는 잡념이 떠올랐다는 사실을 알아차린 후 다시 호흡으로 돌아오면 된다. 잡념은 금지해봐야 소용없는 일이다. 사람은 원래 그렇다. 회사에서 PC의 카카오톡을 막아 봤자 휴대폰으로 하게 되어 있는 것처럼 말이다. 변동성을 두려워하지 말고 받아들여야 한다. 변동성은 생길 수밖에 없다.

마찬가지로 일상생활에서도 약간의 침체setback, 게으름, 일탈, 변화를 받아들여야 한다. 매일 가장 효율적인 방법으로 할 수만은 없다. 침체의 시기 이후 다시 규칙적인 삶으로 돌아오면 되는 것이다. 오랜 기간 한 가지 악기를 연습하거나 한 분야를 연구하다 보면 이러한 침체가 오히려 조금 더 나아지기 위한 밑거름이 됨을 느낀다. 이런 침체 없이 아주 미끈하게 우상향하는 삶을 살아온 분들 중에서 한 번 생긴 균열에 의해 경력과 삶이 와르르 무너지는 사람들을 보기도 한다.

그러므로 지속가능한 절식을 실천하는 데에 있어서 영양소의 분율과 열량을 테일러식으로 관리하고 프로 운동선수처럼 식단을 짜겠다는 생각은 애초에 하지 말아야 한다. 다만 언제든 돌아올 수 있는 나의 절식 상태가 있다는 것을 확인해놓고, 그 상태로 자연스럽게 만드는 연습을 평생 해나가면 된다. 변동성과 침체, 다시 제자리로 돌아오는 것이 삶 아니겠는가.

08

채울 것과
비울 것

내가 사람들의 식습관(그리고 삶)에서 안 좋은 요소를 제거하자고 외치는 동안, 그는 무엇인
가를 추가하려는 입장을 견지하면서 매일 200개에 가까운 알약을 먹고 일한다.

_ 니콜라스 나심 탈레브, 《안티프래질》

무언가를 자꾸만 더하는 게 좋다는 생각이 지배적인 세상이다. 어떤 사회의 현대적 성패를 가르는, 연간 1인당 GDP의 정의부터 그렇다. 1년간 한 나라에서 생산한 것의 총량을 사람 수로 나눈 것. 다다익선多多益善이다. 공장은 단위시간당 더 많은 생산물을 만들어내야 하고, 연구소는 한 해에 더 많은 수의 연구 논문을 쓰고 더 많은 특허를 출원해야 한다. 더 많은 신기술을 산업에 적용해서 다시 단위시간당 더 많은 생산물을 만들어내야 한다.

이런 팽창적인 사고와 궤를 같이하는 것이 있다. 무언가를 더 섭취하거나 투여해서 노화를 늦추려는 노력이다. 이러한 방

도표 1-14 **영양소 결핍과 몸의 문제**

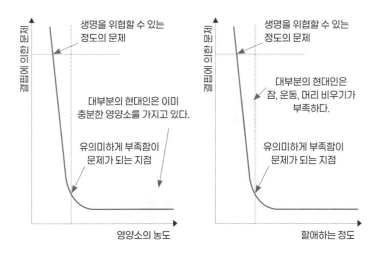

영양소의 농도가 절대적으로 심각하게 부족할 때 나타나는 현상을 영양소의 공급으로 해결할 수는 있지만, 이미 영양소가 충분할 때는 더 먹는다고 그러한 증상이 나아지지 않는다. 그렇지만 우리는 영양제는 챙겨 먹으면서도 정작 부족한 잠, 운동, 머리 비우기에는 너무나 적은 노력을 할애하고 있다.

법을 주장하는 사람으로는 베스트셀러 《특이점이 온다》의 저자 레이 커즈와일Ray Kurzweil[19]이 대표적이다. 1948년생인 그는 지금도 매일 100개 이상의 약과 건강보조식품을 먹는다고 한다.

대부분의 영양소들이 상당히 부족할 때 우리 몸에는 어떤 문

_____

19 그는 자신의 책 《특이점이 온다》에서 2045년에는 완전한 기술적 특이점이 찾아와 그 때까지 살아 있는 사람이라면 기계와 융합해 영생을 누릴 수 있다고 예상한다. 그때까지 살아 있고자 하는 목표로 온갖 좋다는 것을 먹는다고 한다.

제가 생긴다([도표 1-14] 참조). 주요 영양소macronutrients(탄수화물, 단백질, 지방)와 미량 영양소micronutrients(탄수화물, 단백질, 지방 외에 다양한 비타민이나 금속 등) 등이 대개 그렇다. 단백질이 상대적으로 부족하면 근육량을 유지하기가 어렵고, 비타민 B12나 엽산이 부족하면 신경염이 생기거나 골수 기능 이상으로 빈혈이 생길 수 있다. 병적으로 특정 영양소가 부족할 때 생기는 생물학적 변화와 사람에게서 나타나는 현상들 중에 상당 부분은 이러한 영양소를 보충해주면 개선이 된다. 몸속에 사용 가능한 철분이 부족해서 생기는 철 결핍성 빈혈이 조혈 기능에 다른 문제가 없다면 철분을 보충하면 해결되는 식이다. 철 결핍성 빈혈이 심해지면 피로해지고, 숨도 차고, 몸이 붓는 등의 심부전 증상이 나타날 수 있는데 이러한 증상도 빈혈이 교정되면서 개선이 된다. 때로는 특정 영양소의 필요한 양이 노화 정도나 기저질환에 따라 바뀌는 경우도 있다. 가장 잘 알려진 것은 근육량을 유지하기 위해 필요한 단백질 섭취량인데, 노화나 만성질환에 의해서 동화저항이라는 현상이 생기게 되면 젊은 사람에 비해 더 많은 양을 섭취해주어야만 식후나 운동 시에 근육이 어느 정도 합성이 된다. 그러므로 단백질의 역시도 동화저항이 생겨서 '상대적으로' 결핍이 있는 경우라면 조금 더 먹어주어야 하는 것이지, 무조건 단백질을 많이 먹는다고 몸이 건강해지고 안 생기던 근육이 늘어나는 것은 아니다.

  영양소의 결핍과 문제가 되는 임상 증상의 관계가 때로는 완벽한 인과관계이기보다는 부수현상epiphenomenon에 가까운 것도 있다. 대표적인 사례가 비타민 D 결핍과 낙상 이후 뼈가 부러지는 위험성의 관계라고 할 수 있다. 유의미하게 활용할 수 있는 비타민 D는 햇빛의 자외선을 받을 때 생성되는데 비타민 D가 부족하면 뼈 밀도를 유지하는 데에 불리할 뿐만 아니라 다양한 기전을 통해(많은 세포에 있는 비타민 D 수용체를 통해) 근골격계의 안정성을 유지하는 데 불리하게 된다. 숱한 사람을 대상으로 한 연구에서도, 혈중 비타민 D가 낮으면 골다공증, 근감소증, 비만, 고혈압, 당뇨, 인지 기능 저하, 우울 등 온갖 나쁜 병들이 발생할 가능성이 크다는 결과를 보여주었다. 문제는 비타민 D가 높은 사람은 주로 야외 활동의 합산량이 많다는 것이다. 햇빛을 보고 운동을 많이 하는 사람이 근육량이 상대적으로 많고, 따라서 뼈도 튼튼하고 배도 덜 나오고 기분도 더 좋지 않겠는가. 기분이 좋지 않을 경우 폭식도 하게 되고, 야외 운동도 더 적게 하지 않겠는가. 반대로 역학적 연구에서 통계적으로 이런 생활 습관 요인들을 나름대로 고려해준다고는 하지만, 비타민 D처럼 이렇게 원인과 결과, 부수현상이 얼기설기 얽혀 있는 경우에는 상호 간의 기여도를 확인하기 어려워서 부수현상과 인과관계를 완벽히 분리하기가 어려운 경우가 많다. 결과적으로 비타민 D가 심하게 부족한 사람에게는 인위적으로 비타민 D를 공급해주는 게 의미가 있지만, 일반적인, 혹은 비타민 D가 조금 부족한 사람에게는 비타민 D를 더 많이 공급한다고 해서 낙상이나 골절 개선 효과가 관찰되지는 않는다.

이처럼 실제로 도움이 될 가능성이 별로 없는데도 불구하고 영양제와 건강기능식품 산업은 매년 성장을 거듭하고 있다. 돈을 내고 뭘 더 먹는 행위 자체로 '건강 개선'이라는 희망을 사는 것에 가깝다. 어느 날 저녁의 일이다. 늦은 끼니를 위해 잠시 카페테리아에 들렀다. 10분도 되지 않는 짧은 시간 동안 삶은 달걀과 두유를 먹으면서 무심코 TV를 보고 있었는데, 그동안 다섯 개의 광고가 나왔다. 뉴스 사이의 광고였는데, 하나는 상조 회사 광고였고, 하나는 시력 개선 영양제를 판매하는 광고였고, 하나는 진통제 광고, 나머지 둘은 먹으면 머리가 맑아진다는 보조식품과 전체적인 건강이 좋아지고 피로가 개선된다는 영양제 광고였다. 저녁 시간 TV를 실시간으로 시청할 여유가 있는 연령층이 중장년층인 탓도 있겠지만, 그야말로 '고령 사회'라는 것을 실감할 수 있었다. 이렇게 뭘 더 먹어서 몸을 건강하게 하라는 광고와 정보에 모든 사람이 끊임없이 노출되는 것이 우리 사회다.

나는 이 책의 앞선 장들에서, 노화 속도를 늦추는 것은 대개 무언가를 더하는 것이 아니라 빼는 것이라고 이야기했다. 우리는 모든 것의 과잉 시대에 살고 있다. 먹는 것도, 번뇌도, 스트레스도, 영양제도 늘리는 것보다 줄이는 것이 내 몸의 노화 속도에는 이득이 될 가능성이 높다.

더해야 할 것은 따로 있다. 잠, 운동, 섬유질 채소, 머리 비우는 시간 등이다. 이것들은 주로 노화와 동반되는 만성 염증이나 대사적 이상과 연관이 있고, 가속노화의 악순환을 거꾸로 돌리는 데 도움이 되는 것들이다.

초고속 성장 사회를 경험하면서 우리나라는 언제부터인가 잠은 조금만 자고, 일찍 일어나 철인처럼 일하는 것이 미덕으로 받아들여져 왔다. 정말로 밤새워 열심히 일하면 성실하고 존경받는 사람이 될까? 그렇지 않다. 밤을 새우면 다음 날 아침에 소주 한 병을 마신 채로 일하는 것과 비슷한 정도로 인지 기능이 저하된다. 시험공부를 할 때도 밤을 새우면 안 된다. 사람의 기억이 장기 기억으로 변화되려면 고품질의 렘REM, rapid eye movement 수면이 필요하다. 의과대학에서 이런 내용을 배운 의대생들조차 시험 때마다 밤을 새우는 사람들이 많았다. 밤을 새워 공부하고 시험을 보는 사람들은, 밤을 새우는 동안 머릿속에 지식을 얹어놓았다가, 시험을 보면서 다 털고 나왔다는 이야기들을 한다. 공부와 지식의 습득이 목표가 아니라 시험 성적이 목표기 때문에 이런 행동들이 나타나는 것이다.

또한 잠을 과하게 줄이면, 또는 밤을 새우면 염증성 사이토카인이 증가됨과 동시에 스트레스 호르몬인 코티솔도 증가되기에, 음식이 당기고 화가 늘어나고 의사결정 능력이 떨어지고 집중력이 떨어진다. 나는 뇌가 녹아버리는 느낌이라고 비유한다. 과거를 돌아보면 전공의 때 실수가 생기는 것도 늘 36시간 연속 근무 때였다. 공부나 일을 밤을 새워 하는 사람들은 잠이 부족해 효율이 떨어지는데도 매번 충분치 못하다고 느껴 또 밤을 새운다. 1980~1990년대생, 특히 IT 분야의 스타트업에서 일하는 사람들 대다수가 이렇다. 그러나 이렇게 일하는 것은 장기적으로 해악에 가깝다. 건강에 해를 끼치는 것을 넘어서, 애초에 목표하는 업무의 성취 자체가 떨어지고, 종국에는 번아웃에 빠지게 된다. 일이 많아서 잠을 잘 시간이 없다면 역발상으로 풀어야 한다. 잠을 충분히 자고 집중력을 올려 일하는 시간은 줄이는 게 낫다.

운동도 잠과 비슷하다. 바빠서 운동할 시간이 없다고 한다. 반대다. 운동을 안 해서 업무 효율이 떨어지고, 번뇌가 많아서 집중을 못하고 바쁜 것이다. 하루에 5분만 시간을 내면 유튜브 동영상을 따라서 간단한 맨몸 운동으로 땀을 흘릴 수가 있는 세상이다. 자아 고갈 때문에 밤에 운동하기가 어려우면 아침에 하거나, 점심시간에 해도 된다. 무엇보다 운동을 필수라고 생각하고 우선순위에서 일보다 중요하게 생각해야 한다.

운동을 하면 운동하는 데 평생 쓴 시간의 총합보다 훨씬 더 많은 시간의 건강 수명을 연장할 수 있다. 그러니까 일단 밑져야 본전이다. 운동을 하면 절식과 연관된 유익한 기전들(AMPK, 자가포식, 미토콘드리아 호메시스)이 신나게 활성화된다. 이에 더해, 유익한 보상 회로와 엔도르핀 덕에 일에 몰입할 수 있는 정신력(나는 마음의 체력이라는 표현을 더 좋아한다)과 집중력이 향상된다. 한마디로 부작용이 없는 코카인이다.

노화 지연 측면에서만 본다면 30~60세까지는 유산소 운동의 비중을 어느 정도 유지해주는 것이 좋다. 노화 지연과 연관된 유익한 기전들은 대개 유산소 운동에서 활성화된다. 하지만 다양한 운동을 해보니 유산소 운동과 근력 운동을 갈라놓는 것도 큰 의미는 없어 보인다. 전통적 근력 운동인 데드리프트나 턱걸이도 강도를 조절해서 횟수를 늘려가다 보면 충분히 심폐 한계를 경험할 수 있다. 맨몸 운동, 고강도 인터벌 운동 등도 유산소 운동과 근력 운동이 다 섞여 있다.

또한 운동할 때 자세를 만드는 근육들을 조금 더 늘려주는 것이 앞으로는 사회적으로 중요해질 것이다. 요추의 자세가 흐트러지거나, 디스크에 부담을 주는 운동은 주의해서 한다든지, 일상생활에서도 경추의 자세를 늘 신경 쓴다든지 해야 한다는 말이다. 거리나 지하철, 식당에서 사람들의 자세를 보면 1980~1990년대생은 40대가 되면 모두 목과 허리 디스크 환자가 될 수밖에 없어 보인다. 실제 스마트폰의 등장 이후 한국인의 질병 부담에서 허리 질환이 차지하는 비중이 가파르게 늘고 있다. 척추의 건강을 정상적으로 유지하는 데 실패하고, 자세를 잘 유지하기 위한 근육을 충분히 만들어놓지 않으면 40대부터 고통으로 점철된 수십 년을 보내게 될 수도 있다. 지금은 증거가 없지만, 20년쯤 뒤에 분석해보면 척추 건강 상태가 얼마나 망가졌는지와 그 사람의 생물학적 노화 정도는 상당한 양의 상관관계를 보일 수 있다. 앞선 장들에서 이야기한 것처럼 스마트폰을 보면서 하는 게 대부분 플랫폼들에 노출되거나, 정신적 스트레스(번뇌)를 초래하거나, 대사적으로 해로운 일들과 연관되기에 결과적으로 스마트폰을 보는 것은 가속노화를 초래한다.

머리 비우는 시간도 비슷하다. 이제는 마음챙김 명상mindfulness이 아주 흔히 알려진 개념이 되었다. 마음챙김을 하면서 번뇌를 줄여주면 당장에 나타나는 노화 연관 기작들이 완화된다는 연구 결과가 있지만, 세포 연구 수준에서는 아직까지 연구가 더 필요하다. 인간의 마음과 관련된 마음챙김 연구는 세포나 모델동물을 통해 실험하기가 어려운 주제다. 그렇지만 불필요한 욕심, 화, 질투, 마음의 바쁨忙, 정신적 스트레스의 총합인 번뇌를 줄여주는 것이 가속노화의 악순환을 거꾸로 풀어주는 데 상당한 도움이 될 것은 의심의 여지가 없다. 운동이 부작용 없는 코카인이라면, 마음챙김은 아마 부작용 없는 마리화나라고 해도 될 것 같다. 적어도 마음챙김에 쓴 시간보다 훨씬 많은 시간을 업무 효율 향상과 결과 개선으로 돌려받을 수 있고, 그렇게 얻은 훨씬 더 많은 시간은 산, 들, 강을 걷는다거나 뛰면서 머리 비우는 데 쓸 수 있을 것이다.

이렇게 다른 바쁘고 쓸데없는 것들을 채우느라 부족해진 잠, 운동, 명상 시간은 오히려 더 늘려야 한다. 이런 부족을 채워주는 것은 실제적 결핍에 의한 신체적·정신적 문제와 가속노화를 해소하는 것이기 때문이다. 그것이 진정한 영양제다.

09
인생의
포트폴리오

성공적인 삶은 당신이 가진 시간에 얼마나 많은 것을 담을 수 있는지보다 얼마나 오래 사는지에 달려 있다. _ 존 템플턴

사람의 내재 역량intrinsic capacity은 기업의 내재 가치intrinsic value와 무척 비슷하다. 기업의 가치를 평가할 때 유무형의 보유 자산, 미래의 현금 창출 능력과 성장 가능성을 종합해서 계산한 하나의 참고가 내재 가치라면, 사람의 내재 역량은 보유한 건강 자산의 총합이다. 이 개념이 바로 와닿는다면 이번 장의 내용은 거의 다 이해한 것과 다름없다.

노화가 진행되면 세포, 조직, 기관의 구조와 기능이 변화되고 이 변화가 축적된다고 앞에서 이야기한 바 있다. 이 변화를 측정하는 방법 중에 말하자면 피 한 방울 뽑지 않고도 할 수 있는 방법이 수많은 설문과 신체 기능 평가 항목을 가지고 계산하

도표 1-15 **노화 속도, 노쇠 정도, 내재 역량의 관계**

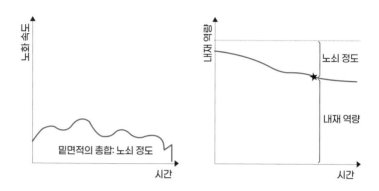

는 노쇠 지수frailty index다. 생물학적 노화 정도의 의미로의 노쇠에 대해서는 다음 장에서 보다 자세하게 설명할 것인데, 이 노쇠 지수는 쉽게 말해서 100개의 부속 중에 몇 개가 고장났는지를 센 다음 10개가 고장났으면 0.1로 수치화하는 것이다. 당연하게도 나이가 들면 이 수치가 서서히 오르게 되고, 그 오르는 속도는 사람마다 천차만별이며, 대략 0.65를 넘으면 이 세상 사람이 아니게 된다. 다소 환원론적인 사고방식이지만, 대략 우리 몸의 3분의 2 정도가 고장 나면 사망하는 셈이다.

내재 역량은 말하자면 1에서 노쇠 지수를 뺀 것이다. 이것보다 쉽고 명확하게 설명하기는 어렵다. 말하자면 100개의 부속 중에 10개가 고장 났으면 0.9다. 이것을 더 쉽게 이해하려면 롤플레잉 게임의 HP를 생각하면 된다. 다만 HP의 기본값(최대치)이 노화가 쌓일수록 낮아지는 것이다. 그리고 무슨 일을 당하게 되면(병치레, 수술, 항암치료, 정신적 충격 등) 이 내재 역량이 한 번에 퍽 주저앉는데, 그다음에 회복이 되는 속도와 정도는 그 일을 당하는 시점의 내재 역량에 상당 부분 달려 있다. 이 또한 게임의 HP와 비슷하다. 그런데 게임에서는 치료자나 아이템이 HP를 올려줄 수가 있지만 내재 역량은 그럴 방법이 없다. 노인병 의사로서는 그런 치료자가 될 수 있다고 상상하는 것만으로도 즐거운 일이다.

그러니까 노화 지연은 나중에 나이 들었을 때 노쇠 정도를 적게 하는 것, 고로 내재 역량을 잘 보존하는 것이다. 그런데 사람이 나이 들어 병이 걸리고 노쇠가 생기며 기능이 떨어지고 사망하는 과정을 오랜 기간 연구해보니, 내재 역량(노쇠 정도)에도 요소들이 존재한다. 자산의 포트폴리오와 매우 유사하다. 보통 질병, 신체 기능, 인지 기능, 사회적 자원, 영양, 기분과 같은 도메인(영역)들을 포함시키는데 이러한 도메인별 측정 항목을 대개의 경우에는 비중 조절을 하지 않고 동일가중 포트폴리오로 만들게 된다. 아주 재미있는 것은 30개 정도 이상의 요소를 무작위로 추출해서 포트폴리오를 만들기만 하면 100개 200개를 측정하는 것과 거의 차이가 없는 결과를 얻을 수 있다는 사실이다. 가중치를 어느 정도 바꾸어도 거의 차이가 없다. 자산 시장의 인덱스 펀드를 구성하는 것과 무척 비슷하다.

차이점이 있다고 하면, 독립적인 삶을 수행할 수 있는지의 여부에는 가장 처지는 도메인이 가장 두드러지게 영향을 미친다는 것이다. 신체 기능이 무척 나쁘다면 나머지 요소가 모두 좋더라도 침대에서 나오지 못하고, 치매 때문에 인지 기능이 무척 나쁘다면 몸은 멀쩡해도 돌봄이 필요하게 된다. 각 도메인의 기능들은 서로에 영향을 주기도 하고, 한 도메인이 나쁘면 다른 도메인을 서서히 끌어내리는 경향도 있다. 이런 것은 기업의 내재 가치와 비슷하다. 워런 버핏이 기업을 들여다볼 때 "바퀴벌레가 주방에 한 마리만 있는 경우는 없다"라고 한 것과 일맥상통한다. 문제가 드러났다면 결국 여러 곳에 문제가 상존해 있다는 것이다.

그러므로 성공적인 노화 지연을 한다는 것은 적어도 효모나 생쥐가 아닌, 사람에 있어서는 이래저래 여러 가지 요소들을 망라해서 챙겨주어야 함을 의미한다. 또 이런 삶의 여러 가지 요소들이 서로 상호작용을 일으키게 되기도 한다.

먹는 것, 자는 것, 운동하는 것, 마음 정리하는 것 등은 앞서 이야기를 했다. 이런 것들이 결과적으로는 질병 신체 기능, 인지 기능과 기분에 영향을 미친다. 그 긴 내용을 짧게 정리하면 "인생에서 사람이 방탕한 행동을 할 수 있는 총량은 정해져 있다"와 비슷하겠다. 결국 돌고 돌아 키케로의 이야기가 결론이다. 젊어서 방탕하게 살면 나이 들어 고생을 한다. 이 한마디를 증명하려고 그렇게 연구도 많이 하고 돈도 많이 쓴 셈이다.

여기에 추가하려고 하는 것은 사회적 자원에 대한 것이다. 거창하게 사회적 자원이지 그냥 돈, 가족, 사회보장체계의 합이다

(사람과 사회에 대해서는 이 책의 3부에서 보다 깊이 다룰 것이다). 가치 판단은 배제하고, 산다는 것 자체를 놓고 볼 때의 이야기다. 가족의 지지가 부족하면 돈으로 삶의 질을 유지할 수 있다. 돈과 가족이 다 없어도 사회보장체계가 충분하다면 삶의 질을 유지할 수 있다. 그래서 핵가족화, 도시화의 진행에 따라 어르신의 돌봄과 관련된 사회적 돌봄 필요성이 더 늘어나게 된다.

건강 관리와 돌봄에 대한 정부의 기능이 늘어나고 있지만, 결국 건강 자산뿐만 아니라 재무적 자산을 잘 만들어놓아야 한다. 재무적 상태로 스트레스를 받게 되면 노화와 노쇠가 빨리 진행된다. 한국인의 질병 부담 연구를 보면, 부유한 동네에 사는 사람이 가난한 동네에 사는 사람보다 건강 수명이 약 5년 정도 긴 것으로 확인되었다. 인과성은 당연히 알 수 없고, 여러 가지 요인과 부수현상이 뒤섞여 있겠지만, 데이터는 건강 수명에 돈이 영향을 미친다는 것을 이야기하고 있다. 그래서 돈은 열심히 모으고 투자해야 한다. 성공적 노화 지연을 위한 수단이고, 노쇠가 진행한 후에도 기댈 수 있는 자원이기 때문이다.

'내가 평생 쓸 수 있는 자금이 정해져 있다'라는 생각으로 과시적 소비, 불필요한 지출을 줄이고, 자산군을 잘 나누어 장기적으로 투자해야 한다. 투자는 일확천금을 노리기보다는 아주 멀리 내다보고, 작은 돈이라도 현명하게 배분해야 한다.

또 한편으로는 소득을 얻는 방법이나 자아를 실현하는 방법도 통시적·공시적으로 포트폴리오화할 필요가 있다. 단 한 가지 직업에 은퇴할 때까지 매달린다는 생각이 이미 많이 바뀌고 있다. 시간과 집중력, 역량을 어느 정도는 배분해서, 가장 큰 수입원(대개는 현재의 직장)이 흔들리게 되었을 때 다른 여러 가지 방법으로 최소한의 현금 흐름을 확보할 수 있는 방법을 끊임없이 모색해야 한다.

그러고 보면 멀리 내다보고 여러 가지 요소들의 조화를 생각하는 존 템플턴John Templeton이나 찰리 멍거Charlie Munger와 같은 가치투자자, 장기투자자들이 성공적 노화를 완수하는 경우가 많은 것 같다. 번뇌를 줄이려는 방향으로 생각하는 습관을 갖고, 그들이 가진 부에 비해 검소하게 살고, 절제된 삶과 균형 잡힌 삶의 태도가 몸에 배어 있는 것이다.

삶을 이렇게 균형 잡힌 포트폴리오를 만들어가는 과정이라고 본다면, 우리나라에서 사람을 교육하고 평가하는 과정에는 문제가 있어 보인다. 어떤 한 가지 점수(수능시험 점수, 학점 등)로 순서를 매겨서 그 파라미터의 순위가 그 사람의 모든 것인 것처럼 환원reduction해버리는 것이다. 삶에서 여러 가지 아비투스habitus[20]를 갖춰나가는 방법 등은 측정에 포함되지 않으므로 그냥 '없는 것' 취급을 받게 된다. 그래서 대학 입학 성적은 무척

---

20 인간 행위를 상징하는 무의식적 성향을 뜻하는 단어로, 피에르 부르디외(Pierre Bourdieu)가 처음 사용했다. 이런 아비투스에서 가장 중요한 요소는 교육이다.

좋았을 관료나 소위 사회 지도층들이 번뇌와 염증이 가득한 졸부적 삶의 모습들을 보여주는 것이 아닐까 생각되기도 한다. 사회가 발전하고 세대가 바뀌면서 조금씩 나아지기를 기대한다.

이렇게 노화가 무엇이며, 이 노화를 어떻게 현실 속에서 지속가능하게 지연시키며 살 수 있을지에 대하여 생물학적·생활습관적 문제와 관련하여 살펴보았다. 2부에서는 시간을 앞으로 빠르게 돌려fast forward 노화의 결과인 노쇠와 질병의 문제에 대해 살펴보도록 하자.

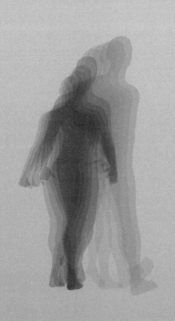

2부

질병·노년의 질병 어떻게 대비할 것인가

01

나이는 숫자에
불과할까?

나이는 숫자에 불과하다.

_ 출처 미상

나이는 숫자에 불과하다는 이야기가 있다. 이 책의 1부를 읽었다면 숫자 나이曆年齡, chronological age와 노쇠 정도가 비교적 비례하지만 반드시 일치하지는 않는다는 것을 이해하게 되었을 것이다. 그런데 연구자들이 다양한 분자생물학적 방법으로 분석해보았을 때 질병, 신체 기능, 인지 기능, 사회 자원 등을 종합한 노쇠 정도(노쇠 지수)는 사람의 생물학적 나이biological age와 거의 일치하는 것을 확인하게 되었다.

이를 조금 더 자세히 들여다보자. 사람의 생물학적 나이를 추정하는 분자생물학적 방법은 법의학이나 고고학 등에서 변사체나 미라의 사망 시점을 추정하기 위해 연구가 되어왔다. 분자

생물학적으로 가장 많이 활용되는 것은 DNA의 메틸화 정도를 측정하는 것이고[1], 단백체 분석 기법[2]을 이용하거나 텔로미어 telomere(세포가 복제될 때마다 조금씩 짧아지는, 염색체 끝의 염기서열로, 짧아질수록 세포 노화가 진행되었을 것으로 생각한다)의 길이를 측정하기도 한다.

사람을 돌보는 노인의학에서는 앞선 장들에서 이야기한 노쇠지수가 노화 정도를 반영하는 지표이며, 생물학적 나이를 반영하는 것으로 생각한다. 한편에서는 분자 수준으로 쪼개 들어갔고, 반대편에서는 겉으로 드러나는 것을 모은 셈이다. 그런데 이 생물학적 나이는 보통 기대여명, 즉 사망까지 기대되는 시간을 얼마나 잘 예측하는지를 확인하는 방법으로 검증할 수가 있다. 이런 방법으로 검증해보니, 최근에 들어서 생물학적 나이 측정 능력은 미시적 접근이나 거시적 접근이 결과적으로 거의 비슷하다는 것을 알게 되었다.

과연 나이는 숫자에 불과할까? 이 질문에 대해서도 많은 연구자들이 나름대로 해답을 찾기 위해 노력해왔다. 대상이 누구인지에 따라, 또는 어떤 통계학적 가정을 세우는지에 따라 차이가 있겠지만 인구 집단에서 놓고 볼 때, 한 시점의 숫자 나이는 앞

---

1 후생유전학 시계(epigenetic clock)라는 표현을 쓰기도 한다.
2 단백질체, 시료 안에 있는 생물학적 단백질의 총합에서 알려진 단백질이 어느 정도 존재하는지의 정보를 분석하는 기술.

으로 남은 삶의 기간(기대여명)을 60~65퍼센트 정도밖에 예측하지 못한다. 그리고 질병, 신체 기능, 인지 기능, 기분, 영양 상태, 사회 자원 등을 다 더해서 만든 노쇠 지수는 10~15퍼센트 정도를 예측할 수 있다. 이렇게 나이, 성별(대략 3퍼센트 정도는 설명할 수 있다. 여자는 남자보다 더 오래 산다), 노쇠 지수를 모두 포함하는 기대여명 모형을 만들면 대략 80퍼센트 정도의 정확도로 기대여명을 예측할 수 있다. 나머지 20퍼센트는 임상적으로 파악하기 어려운 유전자의 몫이나 환경적인 요인, 기타 모른다는 사실조차 모르는unknown-unknown 것들이다. 노쇠 지수가 사망을 예측하는 가장 강력한 도구임에도 불구하고, 아직까지는 미지의 요소들이 더 많다.

그러므로 나이가 숫자에 불과한 것만은 아니다. 나이는 굉장히 중요하다. 세월을 이길 수는 없다. 하지만 나이가 절대적인 것은 아니다. 평균적인 75세의 사람이 노쇠가 거의 없다면, 5년 내 사망하거나 문제가 생겨서 요양병원에 들어갈 가능성은 10퍼센트도 채 되지 않는다. 반면 노쇠가 이미 있는 사람은 75세일 때 5년 내에 사망하거나 요양병원에 들어갈 가능성이 거의 50퍼센트에 가깝다. 실제로는 엄청난 차이가 있는 것이다. 병원 현장에서 환자를 진료할 때에도 이를 잘 느낄 수 있는데, [도표 2-1]에서처럼 숫자 나이가 같더라도 천차만별의 노쇠 정도를 가진 사람들을 만나게 되기 때문이다.

그런데 병치레를 하고 의료 서비스를 이용하는 빈도가 젊은

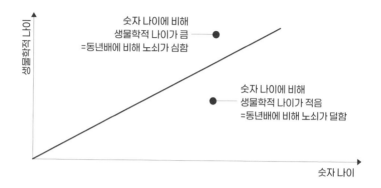

도표 2-1 생물학적 나이와 숫자 나이의 관계

숫자 나이에 비해
생물학적 나이가 큼
=동년배에 비해 노쇠가 심함

숫자 나이에 비해
생물학적 나이가 적음
=동년배에 비해 노쇠가 덜함

생물학적 나이

숫자 나이

인구에 비해 압도적으로 높은 65세 이상의 인구를 대상으로 연구해보면, 나이는 한편으로 숫자에 불과하다는 것을 점점 더 느끼게 된다. 예를 들어 같은 77세의 두 남자가 입원해서 똑같은 수술을 받았을 때에 (수술 결과와는 무관하게) 그 사람이 수술 이후 회복이 빠를지 더딜지는 노쇠 정도에 따라 확연히 다르기 때문이다.

두 사람 모두 건강검진에서 발견된 위암을 수술하기 위해 걸어서 병원에 입원한다. 한 사람은 입원해서 다음날 위암 수술을 잘 받고 며칠 만에 퇴원해서 일상생활로 복귀한다. 다른 한 사람은 수술 다음날부터 밤낮이 바뀌기 시작하더니(섬망) 거의 먹지를 못하고, 수액을 공급했더니 숨이 차오르고, 누워 지내는 날이 길어지며 근육이 빠지고 욕창이 생기며, 이렇게 시간이 가는 동안 폐렴이 생기고, 2~3주가 흐르며 결국에는 침대에서 일어날 힘이 없어 요양병원으로 가게 된다. 같은 나이, 같은 병,

같은 수술인데도 이렇게 큰 차이가 난다. 이 두 사람의 차이를 결정하는 요소가 바로 노쇠 정도다.

왜 그럴까? 앞 장에서 노쇠 정도의 반대말은 내재 역량이라고 이야기했고, 회복 탄력성과도 유사하다고 했다. 어려운 말로는 생리학적 예비능physiological reserve이라는 표현을 쓴다. 앞선 장에서 사람의 내재 역량이 기업의 내재 가치와 비슷하다고 이야기하기도 했는데, 이는 기업이 재무 구조와 수익 구조가 탄탄하면 예기치 못한 어려운 시기를 넘길 가능성이 높은 것과도 비슷하다. 회복 탄력성은 일정한 충격을 극복하고 시스템이 정상화되기 위해 필요한 여력을 이야기한다. 외부 환경과 생물체 내의 변화에 대응해 체내 환경을 일정하게 유지하려는 현상을 항상성homeostasis이라고 하는데, 사람은 일종의 복잡계와 같은 형태로 무척 좁은 범위의 항상성을 유지하고 있다. 어떤 스트레스 요인이 충격을 가했을 때 스트레스에 견딜 수 있는 여력이나 회복 탄력성이 충분하다면 금세 제자리로 돌아올 수가 있다. 나는 이러한 것을 탁구공과 화산 분화구 모형으로 설명하는 것을 좋아하는데([도표 2-2] 참조), 옆에서 부는 바람이 탁구공에 가하는 스트레스라고 생각하면 된다. 이때 이 탁구공이 위치한 분화구가 얕으면 더 적은 스트레스에 의해서도 탁구공이 바깥으로 떨어져버리게 되고, 그것을 다시 회복시키기는 무척 어렵게 된다. 노쇠가 심해진다는 것은 시스템에서 고장 난 부분이 많아지는 것으로, 음의 피드백negative feedback이 충분히 힘을 발휘하지 못

도표 2-2 노쇠는 스트레스에 견딜 수 있는 여력이다

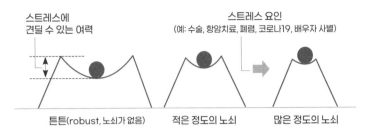

출처: 대한노인병학회

하고 작은 스트레스에도 파국을 맞이할 가능성이 커진다는 것을 의미한다.

어떤 지점을 넘으면 음의 피드백이 양의 피드백positive feedback으로 바뀌는 점에 대해 사례를 들어 조금 더 살펴보자. 근력을 유지하거나 향상시키기 위해서는 근육을 사용해주어야 한다는 것이 상식적인 대전제다. 다리 근육의 성능은 노쇠 정도를 겉으로 가장 쉽게 평가할 수 있는 지표라는 점도 미리 알아두자. 젊은 사람은 평균적으로 체중 1킬로그램당 5와트(W)의 다리 출력을 보유한다. 최소한 걷기 위해서는 1.2와트의 다리 출력이 필요하다. 50킬로그램의 사람이라면 걷기 위해서 가정용 선풍기 최대 출력 정도가 필요한 셈이다. 자동차로 치면 0.08마력 정도다. 침대에 완전히 누워 있으면 빠르게 근육량과 근력이 감소하는데, 사람마다, 상황마다 차이가 있지만 완전히 다리를 묶어놓으면 하루에 근육량이 1퍼센트씩 줄어든다. 이러한 사실을 이

도표 2-3 노쇠 정도에 따른 피드백 유형

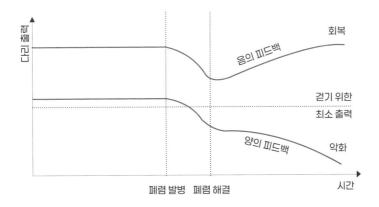

사람이라는 복잡한 시스템은 때로는 음의 피드백을, 때로는 양의 피드백을 보이기도 한다. 노쇠 정도가 심한 경우에는 양의 피드백을 경험할 가능성이 높다.

용해 다리를 사용하지 못하도록 꼬리를 묶어 매달아놓고 인위적으로 근육 위축을 만드는 생쥐 실험 모델도 있다. 그런데 예를 들어 1킬로그램당 5와트의 근력을 보유한 젊은이가 심한 폐렴으로 1주일 정도 침대에 누워 있다고 가정해보자. 병이 나아 다시 침대에서 일어나게 되면 이전 같지는 않지만 다시 활동을 하고, 근육을 사용하면서 다리의 출력이 금세 회복된다([도표 2-3]의 음의 피드백 참조).

하지만 이미 신체 노쇠가 있어서 1킬로그램당 1.3와트의 근력밖에 없던 사람이 같은 일을 겪는다면 다리 근력이 감소한 사람은 폐렴이 낫는다고 해도 일어날 힘이 없게 된다. 쓸 힘이 없으니 쓸 수가 없고, 쓸 수가 없으니 힘이 더 빠진다([도표 2-3]의 양의 피드백). 이것이 한 번 노쇠가 진행하면 계속 진행한다는 '노쇠의 악순환cycle of frailty'이다. 많은 경우에 다시는 일어나지 못하고 여생 동안 움직이고 씻고 옷 입고 하는 것에 수발이 필요한 상황이 된다.

결과적으로 어떤 의학적인 의사결정을 해야 할 때, 나이보다 노쇠 여부를 판단하는 것이 '여러 가지 악화를 대비'하거나 '적극적인 재활을 미리 준비하는 것'이 도움이 될 인구 집단을 찾아내는 데에 도움이 된다. 일반적으로 65세 이상의 노년 인구 중 10~15퍼센트의 사람들에게 이런 노쇠가 동반되어 있다. 질병이 생겨 조금 더 컨디션이 나빠지면 유의미한 노쇠로 진행할 가능성이 있는 사람[3]은 40퍼센트 정도다.

노쇠가 어느 정도인지를 평가할 때 자세하게 들여다보고 실제로 문제가 있는 영역의 돌봄 계획까지 수립하려면 길게는 한 시간 가까이 걸리지만 간단한 검사를 통해 금세 아는 방법도 있다.

노쇠 정도를 활력이나 활동량, 신체 기능으로 평가하려고 하는 사람들은 신체 노쇠physical frailty라는 용어를 사용한다. 가장 많이 연구된 것은 린다 프리드Linda Fried가 주창한 것으로 체중

---

3 노쇠의 개념이 무엇인지에 대해서 연구자들마다 조금씩 차이가 있는데, 노쇠를 있고/없고를 가르는 질병 개념으로 보는 연구자들은 이 단계를 노쇠 전 단계(prefrail)라고 하고, 노쇠를 생물학적 나이로서 하나의 연속선상의 위험도 함수라고 생각하는 연구자들은 이를 약간의 노쇠(minimally frail)라고 일컫는다.

존 몰리의 노쇠 테스트

① 피로(Fatigue): 지난 한 달 동안 피곤하다고 느낀 적이 있습니까?
  (1 항상 그렇다, 2 거의 대부분 그렇다, 3 종종 그렇다, 4 가끔씩 그렇다, 5 전혀 그렇지 않다. 1, 2로 답변: 1점, 3, 4, 5로 답변: 0점)
② 저항(Resistance): 도움이 없이 혼자서 쉬지 않고 10개의 계단을 오르는데 힘이 듭니까?
  (예: 1점, 아니오: 0점)
③ 이동(Ambulation): 도움이 없이 300미터 정도를 혼자서 이동하는데 힘이 듭니까?
  (예: 1점, 아니오: 0점)
④ 지병(Illness): 의사에게 다음 질병이 있다고 들은 적이 있습니까?
  (고혈압, 당뇨병, 암, 만성 폐질환, 심근경색, 심부전, 협심증, 천식, 관절염, 뇌경색, 신장질환 중 0~4개 속함: 0점, 5~11개 속함: 1점)
⑤ 체중 감소(Loss of weight): 옷을 제외하고 현재와 1년 전의 체중은 몇 킬로그램이었습니까?
  (1년간 체중이 5퍼센트 미만 감소한 경우: 0점, 5퍼센트 이상 감소한 경우: 1점)

결과(합계)
0점 튼튼함 / 1~2점 노쇠 전 단계 / 3~5점 노쇠

출처: 대한내과학회

감소, 주관적인 피로감, 활동량 감소, 느린 걷기 속도, 낮은 악력의 다섯 가지를 체크한다. 세세한 기준은 이 책의 범위를 넘어선다. 1~2개에 해당하면 노쇠 전단계prefrail, 3개 이상에 해당하면 노쇠라고 분류한다. 잭 구랄닉Jack Guralnik이 만든 간편 신체 기능 검사SPPB, Short Physical Performance Battery는 균형, 걷기, 의자에서 일어나기를 평가해서 신체 노쇠를 확인한다. 이 검사는 목측이나 기계를 이용해서 3분 정도면 측정할 수가 있다. 설문으

로만 간단하게 하는 방법으로는 존 몰리John Morley가 만든 노쇠 FRAIL 테스트가 있다.

노쇠를 생존과 관련된 도메인(질병, 신체 기능, 인지 기능, 사회적 자원, 기분, 영양 상태)을 설명할 수 있는 변수들을 많이 모아서 30개 이상의 변수 포트폴리오로 만들고, 이 변수의 개수 중에 이상이 있는 것의 개수를 세어서 노쇠 지수를 만드는 방법도 있다. 록우드Kenneth Rockwood 그룹이 주창한 것인데, 앞의 장에서도 이야기한 것처럼 이 방법은 고장 난 부속의 개수를 세는 방법이라고 볼 수 있다. 이 방법은 시간은 많이 걸리지만 무척 정확하게 생물학적 나이를 추정할 수가 있고, 도메인별로 문제 여부를 알아낼 수 있기에 어떻게 이 환자를 가장 잘 도와줄 수 있을지를 고민하는 데 효과적이라는 장점이 있다. 실제로 사람의 노쇠에 대해서 어떤 조치를 취하려면 자세한 평가가 먼저 필요하다. 이 노쇠 지수를 아주 간략하고 빠르게 가늠해볼 수 있게 만든 임상 노쇠 척도CFS, Clinical Frailty Scale도 있다([도표 2-4] 참조). 경험이 쌓인 의료인이라면 임상 노쇠 척도를 이용해서 노쇠가 진행된 고위험 환자를 1분 내에 걸러낼 수 있다. 실제 진료 환경에서는 선별 도구로 가장 유용성이 높은 방법인데, 예측력이 좋다 보니 영국에서는 코로나19가 너무 심해 인공호흡기가 부족해지자 국가적으로 이 임상 노쇠 척도를 이용해서 인공호흡기 치료를 시도할 환자와 포기할 환자를 구분하는 지침을 내리기도 했다. 다행히도 실제로 사용될 만큼 심각하게 인공호흡기가 부족

도표 2-4 임상 노쇠 척도

점수/단계	설명
1. 매우 건강(Fit)	· 강건하고 활동적이며, 활력이 넘치고 의욕이 넘치는 사람. · 보통 규칙적으로 운동하며, 동년배에서 가장 건강한 편.
2. 건강(Well)	· 현재 활동적인 질병, 증상은 없지만 매우 건강한 상태는 아님. · 가끔(특정 계절 한정 등) 격렬한 활동 혹은 운동을 함.
3. 건강 관리 양호 (Managing well)	· 의학적 문제를 비교적 잘 관리하고 있으나 일상적인 활동(걷기 등) 이상의 다른 격렬한 활동을 하지 않는 사람.
4. 아주 경미한 노쇠(Living with very mild frailty)	· 일상생활에 타인에게 도움을 받을 정도는 아니나 본인의 상태로 인해 활동이 제한되는 경우가 많음. · 활동이 느려지거나 일과 중 피곤함을 느끼는 증상이 대표적. · 생활에 타인의 도움이 서서히 필요해지는 상태.
5. 경미한 노쇠 (Mildly frail)	· 행동 둔화의 양상을 보이며, 다소 어려운 도구적 일상생활 수행에는 도움이 필요함. · 대부분의 경미한 노쇠를 가진 사람들은 점차 쇼핑, 야외에서 혼자 걷는 것, 식사 준비, 집안일 등을 수행하기 어려워짐.
6. 중등도 노쇠 (Moderately frail)	· 모든 외부활동과 집안일에 도움이 필요함. · 실내에서는 계단 오르기, 목욕 등을 혼자 할 수 없는 경우가 많고 옷 입기에도 약간의 보조가 필요할 수 있음.
7. 중증 노쇠 (Severly frail)	· 신체적 혹은 인지적인 이유로 타인에게 완전히 의존하고 있으나 상태가 안정적이고 사망 위험(6개월 이내)도 높지 않아 보임.
8. 초고도 노쇠 (Very severely frail)	· 수명이 얼마 남지 않은 상태로 일상생활을 타인에게 전적으로 의존함. 사소한 질병에서도 회복하기 어려움.
9. 말기 환자 (Terminally ill)	· 임종이 얼마 남지 않은 상태. 암 등 두드러지는 기저질환에 의해 6개월 이하의 기대수명 상태.

출처: 대한내과학회. 록우드 그룹이 만든 것을 한국어로 번역했다.

해지는 일은 없었지만, 만약 정말 의료자원이 부족한 상황이 된다면 숫자 나이로 포기 여부를 가르는 것보다는 노쇠 정도로 가르는 것이 더 낫다는 사실에 근거해서 만들어진 것이다.

두 가지 접근법 모두 20여 년 전부터 연구되어왔는데, 처음에는 서로 각자의 방법이 보다 좋은 방법이라고 주장했다. 그렇지만 이후 연구가 많이 누적되다 보니 재미있게도 이 두 다른 관점으로 동시에 노쇠를 평가해보면 사실은 두 가지 관점이 결국 동일한 결과를 보이게 됨을 알게 되었다. 사람의 노화라는 것은 거대한 코끼리와 같아 여기를 만지는 사람, 저기를 만지는 사람이 있지만 결국 그 코끼리는 다 같은 코끼리인 것이다.

노쇠를 한 가지 병으로 생각할 수 있을까? 노쇠의 가장 두드러지는 현상이자 노화의 결과로, 근육의 양과 기능(힘과 출력)이 줄어드는 것을 근감소증이라고 한다. 이 근감소증은 이미 질병으로 등재가 되었고, 많은 제약회사들이 이를 치료하기 위한 신약 개발을 열심히 진행하고 있다. 이렇게 근감소증을 따로 떼어서 근육의 양이나 기능을 개선시킬 수 있는 신약이 개발될 가능성은 충분히 있다. 그렇지만 지금까지 이 책에서 살펴보았듯 노쇠는 노화의 오랜 시간 누적에 의한 결과이자 여러 가지 도메인의 기능적인 요인과 의학적 질병이 혼재되어 있는 상태이기 때문에, 일단 진행된 노쇠를 알약 하나로 해결할 수 있을 가능성은 그리 높지 않다. 하지만 이 노쇠를 잘 대처하고, 어느 정도는 개선시키거나 진행을 늦출 수 있는 방법들이 분명히 있다. 우선은 노쇠는 질병과 함께 간다. 질병과 함께 필연적으로 약을 먹고 병원을 다니며 겪게 되는 문제들, 때로는 결과적으로 독립적인 삶을 영위하지 못하게 되는 계기가 되기도 하는 문제들을 조금 더 깊게 이야기해보자.

02

만성질환은 대개
노화 축적의 결과다

세월의 흐름과 함께 우리가 가진 것들도 하나하나 사라진다.

_ 호라티우스

아주 오래전부터 사람들은 질병이 왜 생겨나며, 어떻게 치료해
야 하는지에 대해서 궁리해왔다. 그리스의 히포크라테스 시절
부터 생겨나기 시작해서 로마의 의사 갈렌Galen(갈레노스)이 확고
하게 전파한 4체액설이 대표적이다. 혈액, 점액, 황담액, 흑담
액의 네 가지 체액이 균형을 이루지 못해서 모든 질병이 생긴
다는 개념이었다. 질병의 원인을 몸속의 균형으로 보는 시각이
다. 이와 달리 질병은 미아즈마Miasma(오염된 나쁜 공기)에 의해서
생겨난다는 시각도 있었다. 밤의 나쁜 공기에 의해서 질병이 생
긴다는 것이다. 하지만 영국의 의사 존 스노John Snow가 콜레라
대유행 상황에서 현대적 개념의 역학조사를 수행해 발병의 원

인이 배설물과 폐기물로 오염된 식수임을 밝히게 되면서, 고대부터 내려오던 질병의 원인에 대한 주술적 개념들은 폐기 수순을 거치게 된다. 이후 세균과 바이러스가 밝혀지고 이들이 전염성 질병의 원인인 것이 과학적 연구에 의해 증명되기 시작하면서 질병에 대한 현대의 생물학적 접근 방법이 확고해지게 된다. 결핵균을 최초로 발견한 로베르트 코흐_{Robert Koch}가 제시한 코흐의 공리가 대표적이다. 1) 미생물은 어떤 병을 앓고 있는 모든 생물체에서 다량 검출되어야 하고, 2) 미생물은 어떤 병을 앓고 있는 모든 생물체에서 순수 분리되어야 하며, 단독 배양이 가능해야 하며, 3) 배양된 미생물은 병이 없고 병에 걸릴 수 있는 생물체에 접종되었을 때 그 질환을 일으켜야 하며, 4) 배양된 미생물이 접종된 생물체에서 다시 분리되어야 하며, 그 미생물은 처음 발견한 것과 동일해야 한다. 이러한 네 가지 공리를 만족하면 미생물이 어떤 병의 원인이라고 생각할 수 있는 것이다.

　이렇게 역사를 들여다보면, 과거에는 질병의 대다수가 전염성 질병이었음을 알 수 있다. 그도 그럴 것이 중세나 근대까지도 태어난 사람의 절반 가까이가 마흔이 되기 전에 사망했고, 이러한 조기 사망의 직접적 원인이 될 만한 것은 대개 감염병 아니면 사고사였던 것이다. 도시화와 함께 인구밀도는 늘어나고 있었지만 위생 개념은 없고, 다양한 영양소를 충분히 섭취하기 어려운 상황은 근대 산업 사회에서 전염성 질병을 사회적으로 가장 중요한 의제로 만들었다. 전염병의 전파를 예방하거나 미리 백신을 접종해서 노출이 되더라도 병이 생겨날 위험성을 낮추고, 병에 걸리면 항균 요법을 통해 원인균을 치료하는 개념의 생물학 및 의학 연구가 진행되었다. 이러한 결과로 천연두는 지구상에서 사라지게 되었고, 그 외에도 인류가 수많은 전염병을 비교적 잘 통제할 수 있게 되었다.

근대 산업 사회의 공업 발전이 선진국들에서 어느 정도 궤도에 오르며 제1, 2차 세계대전이 지나갔고, 이때를 즈음하여 선진국 사회가 생각하는 질병의 중심이 점차 전염성 질병에서 비전염성 질병으로 옮겨가기 시작한다. 이제 대부분의 사람들이 중장년의 삶을 누릴 수 있게 되면서 만성질환의 시대가 열린 것이다.[4] 얄타 회담의 3인방인 루스벨트와 처칠, 스탈린이 모두 심한 고혈압을 앓았다는 것은 유명한 일화다. 고혈압, 당뇨병, 고지혈증, 복부 비만 등이 차례로 질병이 되며 의료화 medicalization(과거에는 의학적 문제로 생각되지 않았던 것들이 의료 영역으로 들어오게 되어, 진단 및 치료의 대상이 되어가는 현상)된다. 이러한 비전염성 만성질병들은 전염성 질병들과 개념적으로 많은 차이가 있다. 우선 눈에 보이는 증상이 없다. 열이 나거나 기침이 있거나, 몸이 노랗게 되거나 하지 않는다. 이들은 기계(혈압계)나

---

4   홍윤철 교수의 《질병의 탄생》은 농경사회와 산업 사회의 진행에 따라 인류에게 어떻게 여러 만성질환의 업보가 생겼는지를 알기 쉽게 기술하고 있다.

도표 2-5 사람의 노화 과정에서 가장 대표적 만성질환인 고혈압이 차지하는
위치

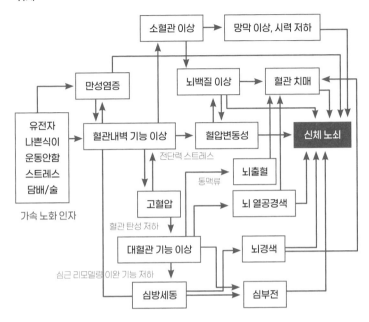

고혈압이 '과정'이자 '리스크'라는 것의 이해를 돕기 위한 도해이므로, 세세한 내용은 이해
하지 않아도 무방하다. 그렇지만, 저 사소해 보이는 화살표 하나하나가 모두 수십, 수백 편
의 논문으로 이루어져 있다. 말하자면 긴 세월 동안 연구자들이 열심히 하나하나 밝혀놓은
것이다.

검사(혈당검사)와 같은 현대적인 방법으로 계측될 수 있다. 또한
만성질환들은 단일 병원균이 아닌 환경과 유전자, 시간의 상호
작용에 의해 시스템의 기능과 구조 이상이 축적되어 발생하는
노화의 중간 결과이기도 하다.[5] 오랜 시간 이들 만성질환을 잘
관리하지 않고 방치한다면 다른 문제(심근경색, 뇌졸중 등)가 생길

위험성을 높인다. 그 최종 결과는 1부에서 다양한 방법으로 설명한 것처럼 노쇠 또는 사망이다. 그래서 만성질환은 예방하고, 조기에 발견하며, 발견이 되면 지속적으로 잘 관리하는 것이 목표가 된다.

연구자들이 열심히 노력해서 이런 만성질환을 방치하면 무척 다양한 나쁜 일들이 벌어진다는 것을 잘 알게 되었다([도표 2-5] 참조). 지금은 우리나라 사람이면 누구나 고혈압을 조기에 적은 비용으로 관리받을 수 있게 되었는데, 사실 이게 다 국가가 부강해지며 현대 의학에 대한 문턱이 낮아진 덕분이라고 할 수 있다. 1920~1930년대에 태어나신 나의 할머니 할아버지는 1990년대에 들어서 오래 앓은 고혈압의 흔한 결과이자 부정맥의 일종인 심방세동이 생긴 다음에야 병원을 찾게 되었고, 할머니는 뇌경색과 혈관치매를 모두 겪고 돌아가셨다. 할머니가 20년만 더 늦게 태어나셨더라면 고혈압을 일찌감치 관리해서 심방 세동, 뇌경색, 혈관치매를 겪지 않았을 가능성이 높다.

다시 말하자면 이런 만성질환들은 관리해야 하는 '리스크'들이다. 당장은 치료의 효과가 눈에 보이지 않으며, 치료의 효과는 공중보건학적 이익으로 먼 훗날에 돌아오는 것이기에, 진

---

5 이 책에서는 노화와 관련이 있지만 상당 부분은 유전자의 확률적 이상 축적에 의해 발생하는 악성 신생물(암)은 우선 주요한 의제로 다루지 않는다.

단 기준이나 치료 기준을 세우는 데에는 상당한 노고가 필요하다. 예를 들어 한 건의 심근경색을 예방하려고 하면 몇 명의 고혈압 환자를 몇 년 동안 치료해야 하는지를 우선 계산한다. 나아가서, 고혈압 관리를 통해 예방된 심근경색이 가지는 사회경제적 이득과 고혈압을 관리하는 데 드는 비용과 잠재적 부작용을 잘 저울질해야 한다. 이 모든 것들을 보통 돈으로 환산해서 조기 사망이나 삶의 질 저하를 막은 편익과 만성질환 관리에 따르는 비용, 부작용에 따른 손실을 저울질하게 된다. 만성질환의 진단 기준은 그래서 어느 수준을 넘으면 다른 합병증이 생겨서 조기 사망이나 삶의 질 저하가 발생할 수 있는 대략의 영역으로 설정하게 된다. 이런 식으로 고혈압의 치료를 시작하는 기준 140/90mmHg 가 만들어진 것이다.

한두 개의 만성질환만 가지고 있는 젊은 성인이라면 치료를 시작할지 여부를 결정하는 것이 그리 어렵지 않다. 일단 대부분의 만성질환과 관련된 대규모 임상시험은 젊고 별다른 지병이 없는 사람들에서 진행되어왔기에 참고할 만한 자료가 많다. 기대여명이 길어서 만성질환을 최선을 다해 관리하면 오랜 시간 동안 얻을 수 있는 편익은 아주 많다. 노쇠가 없으므로 치료 부작용을 경험할 가능성도 적다.

그렇게 현대 의학이 세상을 바꾸고, 수명을 조금씩 연장시키는 동안 어느덧 고령 사회가 도래했다. 노화의 결과인 만성질환과 노쇠를 복잡하게 달고 있는 어르신들이 부지불식간에 현대

의학의 주고객으로 자리 잡았다. 이제는 의료기관을 이용하는 상당수의 사람들이 병도 많고 노쇠도 있다는 것이다. 아주 거칠게 단순화해서 60대에서 70대 중반까지는 대개 노쇠가 없기에 젊고 건강한 성인에 준해서 접근해도 문제가 없는 경우가 많지만(지병의 개수도 한두 개에 불과하다), 70대 중반이 되면 해가 갈수록 질병의 개수, 복용하는 약의 개수가 늘고 몸이 허약해지는 경우가 많다. 만성질환이라는 것은 결국 한 시스템의 노화 축적 결과인 경우가 많기 때문이다([도표 1-2] 참조). 고혈압은 60대 인구의 60퍼센트가, 70대 인구의 70퍼센트가 가지고 있다는 이야기가 있을 정도다. 노쇠가 있는 어르신들은 결국 많은 개수의 병을 가지게 된다. 애초에 생물학적 나이인 노쇠 지수는 병과 기능을 함께 고려한다고 했다. 복잡해 보이지만 이게 다 노화의 결과다. 이렇게 생겨난 여러 개의 질병과 장기의 기능 변화들은 서로 상호작용을 일으키는데, 이는 결과적으로 복잡계complex system를 형성하게 된다. 노쇠와 복잡계에 대한 자세한 설명은 이 책의 설명 범위를 넘어서므로, 일단 노쇠와 여러 질병이 동반되면 우리 몸은 단순하게는 계산이 쉽지 않은 혼돈의 카오스가 된다고 이해하고 넘어가자.

젊고 건강한 성인에게는 명확하던 치료나 검사의 이익 여부가 지병이 많고 노쇠가 이미 생긴 어르신이라면 좀 더 복잡해진다. 일단 편익 여부를 참고할 만한 연구 결과나 치료 지침이 충분치가 않다. 가뭄에 콩 나듯 있는 노인 인구에서의 임상 연구

도표 2-6 2019년 생명표에 따른 기대여명

연령별	기대여명 (년)	기대여명 (남자) (년)	기대여명 (여자) (년)
65세	21.4	19.1	23.4
70세	17.1	15.2	18.9
75세	13.2	11.5	14.6
80세	9.7	8.4	10.7
85세	6.9	6.0	7.5
90세	4.8	4.2	5.1
95세	3.3	2.9	3.4
100세	2.3	2.1	2.4

※ 소수점 둘째 자리에서 반올림해서 표기했다.   출처: 통계청

결과도 노쇠와 지병이 많은 사람들은 주로 빼버리는 경우가 많아서, 치료 지침은 "임상적 판단에 따르세요"라고 하는 경우가 많다. '임상적 판단'에 따르라는 말은 쉽게 말해 여러 가지 이익과 위험을 고려해서, 의사가 적절히 판단하라는 것이다. 기대여명이 길지 않아서 원하는 편익을 얻을 수 있을지도 미지수인데, 노쇠와 지병 때문에 치료의 부작용을 경험할 가능성도 훨씬 높다. 그래서 노인은 나이만 많은 성인이 아니다.

나는 불확실성이 가득한 복잡계를 헤엄쳐야 하는 노인병 의사다. 나의 진료실을 찾는 어르신들은 대개 노쇠도 있고, 여러 만성질환을 가지고 계신 경우가 많다. 진료실에서 검사나 투약

도표 2-7 치료나 검사가 이익을 얻는 데 필요한 시간

이익 실현에 걸리는 시간	치료 / 검사
1~2개월	우울증 치료의 효과가 나타남.
6개월	심혈관 질환 발생 이후에 고지혈증 약 사용이 합병증을 예방함.
1~2년	고혈압 치료가 심혈관 질환을 예방함.
1~3년	2형 당뇨병에서 혈압 관리가 심혈관 합병증을 예방함. 고지혈증 자체의 치료가 심혈관 질환을 예방함.
8~10년	철저한 혈당 조절이 2형 당뇨병의 미세혈관 합병증을 예방함.
10년	대장암, 유방암 선별 검사를 통해 암 사망을 줄일 수 있음.

출처: 미국노인병학회

을 결정하는 과정에서는 내 앞에 계신 어르신께서 이 치료의 혜
택을 받을 수 있을지 없을지를 고민하게 된다. [도표 2-6]은
2019년을 기준으로 통계청에서 제시한 우리나라의 생명표다.
2019년에 85세인 여성이라면 앞으로 평균적으로 7.5년 정도를
더 살 수 있을 것으로 기대된다는 것이다. 미국 노인병학회에서
임상 증거를 모아 제시한 자료에 따르면([도표 2-7] 참조), 치료나
검사는 정황에 따라 효과가 나타나려면 소요되는 시간에 차이
가 있다. 그런데 앞선 장에서 설명한 것처럼, 노쇠가 있다면 앞
으로 5년 내에 사망하거나 기능이 나빠져서 기관에 입소할 가
능성이 높다. 노인병 의사가 환자를 볼 때에는 이런 점들을 모
두 고려하고, 여기에 환자와 가족의 의견까지 생각하게 된다.

이런 이야기들을 환자들에게 하다 보면 진료 시간이 자꾸 늘어진다.

한 가지 병만 가지고도 마음속이 복잡해지는데, 노인들은 앞서 이야기한 연유로 지병(만성질환)의 개수가 많다. 우리나라에서 65세 이상인 사람 중 73퍼센트는 두 개 이상의 만성질환을 가지고 있으며(다중이환), 어느 시점부터는 평균적으로 4.1개의 약을 복용한다. 의학적으로 관리해야 할 문제 목록을 적기 시작하면 두 자리 수가 넘어가는 경우도 많다. 이렇게 복잡하게 얽혀 있는 것을 막 가방 속에서 꺼낸, 꼬인 이어폰 줄을 풀듯 낑낑거리면서 하나하나 풀어가는 게 노인병 의사의 일이다. 우선순위를 정해서, 이익이 될 만한 일을 적절히 계획해주어야 한다.

그래서 이걸 재고 또 저걸 재느라 진료실에서의 고민이 더욱 많아진다. 먹는 약이 너무 많으면, 노쇠 정도와 기대여명을 고려했을 때 도저히 도움이 안 될 것 같은 약을 줄이기도 한다. 폐에 혹이 있지만 검사를 안 하고 지켜보자고 할 때도 생긴다. 반대의 경우도 생각할 수 있다.

입원해 계시던, 심부전이 잘 조절되지 않는 100세가 넘는 할아버지의 뇌혈관에 혈전이 박혀서 뇌경색이 생긴 일이 있다. 100세라는 나이에 비해서는 신체 기능이 상당히 좋고 노쇠 정도가 적은 편이어서, 통상적으로 초급성 뇌경색에 적용이 되는 치료는 다 할 수 있었다. 나이만 보았더라면 아무런 치료도 하지 못했을 가능성이 높은 경우였다. 노쇠를 파악하는 것이 어르신을 진료할 때는 이렇게 쓸모가 있다. 어렵지만 무척 재미있고 보람 있는 일이다.

그동안 계산해보니 이러한 사람의 노화와 만성질환, 노쇠의 관계 탓에 꼬인 이어폰 선을 풀듯 자세히 들여다볼 필요가 있는 사람의 수를 우리나라 전체에서 세어보려면, 대략 70대 인구의 통계 자료를 찾아보면 된다는 것을 알게 되었다. 비슷한 개념인데, 앞으로 종합병원에 입원 치료가 필요한 사람의 수가 어떻게 변화될지를 예측하는 것도, 70대 인구가 어떻게 늘어날지를 보면 된다.[6]

건강보험 재정 고갈의 가능성에 대한 뉴스는 매년 헤드라인을 장식하는데, 중요한 것은 '65세 이상 노인' 의료비가 전체 의료비의 대부분을 차지하는 데다가 '노인 의료비' 증가 속도가 노인 인구 증가 속도보다 빠르다는 것이다. 당연한 이야기다. 병이 많은 노년 환자 수가 가파르게 늘어나기 때문이다. 나라가 부유해지고, 현대 의학을 누구나 활용할 수 있게 된 덕택에 65세보다 75세, 85세, 100세로 갈수록 인구 증가 속도가 더 빠르기 때문이다.

또하나의 이유는 우리나라의 의료제도와 관련이 있다. 우리

---

6   비슷하게, 3부에서 주로 다룰, 요양시설 또는 집에서 돌봄 서비스가 필요해지는 인구 수요를 예측하려면 80대 이상의 인구 변화를 보면 된다.

나라는 나라가 부유해지면서 전 국민 건강보험 제도로 의료 서비스의 접근성이 갖춰져온 지난 수십 년 동안, 다른 선진국이 경험했던 주치의 제도를 건너뛰게 되었다. 주치의 제도가 없는 상황에서 갑작스레 우리나라의 의료 자원이 발달하면서, 환자가 곧바로 언제든 전문의나 분과 전문의를 만날 수 있는 시스템이 먼저 이루어지고 말았다. 이 때문에 질병이 네 개라면 종합병원에서 네 명의 각기 다른 의사를 만나야 하는 시스템이 된 것이다.

노화와 함께 (당연히) 만성질환의 개수가 점차 늘어나며, 외래를 병의 개수에 따라 여기저기 다니게 되어버렸으니 '노인 의료비' 증가 속도는 70대 인구의 증가 속도에다 개개인의 만성질환 증가 속도를 곱한 결과물이 된다. 결국 기하급수적 증가곡선이 나오게 된다. 이 문제가 그저 재정적인 문제만 초래한다면 그나마 다행이다. 하지만 사실은 그렇지가 않다. 지금부터는 노인의학의 세계로 더 깊이 여행해보자. 펠릭스 멘델스존Felix Mendelssohn의 서곡 〈핑갈의 동굴Fingal's Cave〉이 배경음악으로 저 멀리서 들려오는 듯하다. 먼저 노년내과 외래 진료실로 들어가보자.

03

노년기
다약제 사용의 문제

이론적으로 보면, 이론과 실제 사이에는 차이가 없다. 하지만 실제로는 차이가 있다.

_ 요기 베라

A씨는 진료실에 앉으며 눈시울을 붉혔다. "이렇게 지팡이 없이 온 게 안 보이세요? 6개월 만에 밥과 김치를 먹었습니다. 얼마나 감격했는지……." 70대 후반의 그는 2주 만에 눈에 띄게 달라진 모습으로 나타났다. 한 '대형 병원'에서 약 1년 전부터 생긴 온몸이 떨리고 잘 걷지 못하는 증상의 원인을 찾기 위해 검사를 받았지만, 끝끝내 원인을 찾지 못했다고 한다. 그런 증상이 생긴 1년여 전부터 늘 식사를 마치면 욕지기가 생기는 증상이 반복되고, 이 때문에 점차 식사를 잘 못하게 되었다고 한다. 이 두 가지 증상으로 인해 A씨는 내 진료실을 찾아왔다.

A씨와의 첫 만남은 내가 그의 '책'을 읽는 것으로 시작되었다.

사진 1 병원을 옮겨온 한 환자의 의무기록지

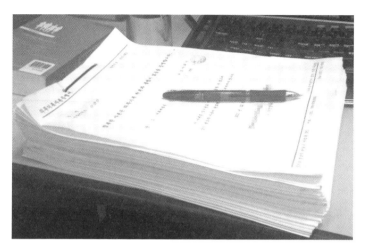

환자의 의무기록을 모아놓은 묶음을 책이라고 부른다. 사진은 동료 노인병 의사인 김선욱
이 찍었다.

해결되지 않는 여러 가지 의학적 문제로 여러 의료기관을 오가
다 보면 반복되는 검사와 기록지, 처방이 쌓이면서 의무기록 사
본이 점점 두꺼워지게 마련이다. 이렇게 다른 의료기관의 의무
기록 사본이 두꺼워진 것을 '책'이라고 부른다(사진 1). 새로 온
환자의 '책'을 읽는 일은 마치 직원 식당에서 나오는 뼈만 남은
생선에서 먹을 만한 살점을 발라내는 일과 비슷하다. 별로 관심
이 없는 검사 결과만 반복되고, 내가 정말로 궁금해하는, 이전
의사가 최종적으로 '어떠한' 의학적 의사결정을 내리게 된 판단
의 계기를 엿볼 수 있는 글을 찾기란 참 어렵다. 의사들이 너무
바빠, 의무기록을 자세히 남기는 데에는 인색할 수밖에 없다.

1년 전까지만 하더라도 고혈압과 관절통이 그럭저럭 조절되던 A씨가 소화 장애와 멈추지 않는 손발의 떨림이 생겨 결국 흰죽과 미음 외에는 아무것도 먹지 못하게 되기까지는 6개월이 채 걸리지 않았다.

그의 '책'을 통해 그가 떨리고 걷지 못하는 것 때문에 무척 광범위한 검사를 받았음을 알 수 있었는데, 그중 나의 눈길을 끈 것은 FP-CIT PET 검사였다. PET, 양전자 단층 영상은 보통 몸속에 숨어 있을지 모르는 암을 찾기 위해 시행하는 검사지만, 이 경우에는 뇌의 도파민 신경에 있는 도파민운반체를 눈으로 볼 수 있는 방법이다. 파킨슨병의 발병 기전인 도파민 뉴런의 기능 이상 여부를 확인하는 방법이라, FP-CIT PET이 완전히 정상이라면 어느 정도 자신 있게 파킨슨병의 가능성은 제쳐놓을 수가 있다. 하지만 그의 움직임과 떨림은 전형적인 파킨슨병의 양상이었기에, 그는 도파민 부족을 완화시킬 수 있는 약(뇌에 들어가면 도파민의 재료가 되는 성분이다)을 처방받았다.

하지만 그 이후 먹기만 하면 토하는 현상은 더 심해졌다. 위, 대장 내시경을 받고 CT를 찍어보았지만 나오는 것은 없었다. 위장약이 하나둘 늘어갔다. 그리고 걷는 데에는 지팡이가 필요하게 되었다. 불과 6개월 전에는 등산과 골프를 즐기던 A씨인데 집 밖에 나오는 데에 부축이 필요하게 되었다.

다행히도 지난 1년간 여러 곳의 의료기관에서 처방받아온 모든 약의 목록을 가져오신 터라, 그의 기록과 증상의 변화를 추가

된 약의 변화와 매칭해 정리해보니 A씨의 의학적 문제 목록, 신체 기능의 변화 양상과 지금의 당면한 문제가 뚜렷해졌다.

진통소염제 한 알이 시작이었다. 진통소염제를 처방하며 속이 좋지 않을까 봐 함께 처방했던 소화제는 도파민 뉴런의 기능을 떨어뜨리는 특성이 있었다. 이 약이 작동하는 메커니즘 자체가 소화기계의 도파민 신호를 억제해 소화를 돕는 것인데, 일반적으로 젊은 성인에게서는 신경계 부작용을 일으키는 경우가 상당히 드물다. 그래서 대부분의 젊은 성인에게서는 특정 부작용 없이 별다른 이상을 인지하지 못하고 치료가 끝나게 마련이다. 하지만 지금까지 우리가 이 책에서 배운 것처럼, 여러 가지 장기에 노화가 축적된(=노쇠가 있는) 어르신에게서는 이런 현상이 간혹 뚜렷한 증상으로 나타나는 경우가 있다.

이런 경우처럼, 노인에게서는 부작용이 젊은 성인에 비해 더 심하게 나타나거나, 사용해서 얻을 수 있는 이익보다 예상되는 해가 클 가능성이 높은 약들을 모아서 잠재적 노인 부적절 약제PIMs, Potentially Inappropriate Medications in older adults라고 한다. 위험하니 무조건 사용하지 말라는 것은 아니고, 이러한 문제들이 있을 수 있으니, 조심하거나 꼭 필요할 때만 사용하라는 의미의 목록이다. 그렇게 1년이 흘러가는 동안 A씨의 약은 하나둘씩 늘어갔다.

내 머릿속의 전구에 반짝 불이 들어왔다. 처방 연쇄prescribing cascade가 일어난 것이었다. 안타깝게도 A씨가 신경과에서 처방

받은 파킨슨 약의 부작용은 또 구역, 구토였다. 여기에 대해 내과의사는 소화제를 더 늘려나갔고, 소염제, 소화제, 혈압약과 파킨슨약이 더해지며 A씨는 점차 쇠약해져갔다. 모든 것이 나빠지면서 결국에는 흰죽과 미음밖에 먹지를 못하게 된 것이다. A씨는 구토에 대해서는 내과 의사를 찾았고, 떨리는 것에 대해서는 신경과 의사를 찾았다. 떨리는 데 쓰는 약을 먹으면 구토가 나고, 구토를 멈추기 위해 먹는 약은 손발이 떨리는 파킨슨 증상을 일으켰다. 환자가 무슨 진단명으로 어떤 약을 먹고 있는지를 자세히 이야기해주지 않으면 의사는 이러한 사실을 알기가 어렵다.

지팡이를 짚고 간신히 들어와 의자에 앉은 그를 진찰했을 때, 그의 악력은 동년배의 평균에 비해 훨씬 약했다. 다리의 부종이 눈에 띄었다. 만성적 영양 결핍과 소염제, 특정 고혈압 약 등 여러 약제에 의한 효과, 노쇠, 기저의 콩팥 이상이 모두 겹쳐 다리가 부어오른 것이다.[7] 혈액 검사를 해보니 콩팥 기능도 동년배의 절반 수준이었다.

열 가지가 넘는 약 중에서 소화제와 소염제, 파킨슨 약을 포함해 3분의 2 정도의 약을 정리했다. 여러 가지(통상적으로는 다

---

[7] 이렇게 노인의학에서는 여러 가지 현상의 한 가지 주요 원인을 찾을 뿐만 아니라, 한 가지 현상의 여러 가지 기여 요인들을 더해서 생각하기도 한다. '오컴의 면도날과 히컴의 격언' 장에서 더 이야기한다.

섯 가지 이상의 종류) 약을 일상적으로 복용하는 것을 다약제 사용 polypharmacy이라고 한다. 65세 이상 인구의 약 40퍼센트가 다약제 복용을 경험하고 있다. 다중이환의 필연적 결과다. 문제는 약은 전구 스위치를 켜고 끄는 것처럼 원하는 일만 하는 물질이 아니라는 것이다. 약의 효과를 주로 생각해서 '가'라는 증상에는 여기에 듣는 약 a, '나'라는 증상에는 여기에 듣는 약 b. 이렇게 진료하는 경우가 있는데, 이것은 약을 전구 스위치처럼 생각하는 것이다. 이런 방식은 요리책 의학cookbook medicine이라고 비판받을 만하다. 약은 그런 것이 아니다. 사용하는 의도가 좋으면 대개는 좋은 효과를 내지만, 그렇지 않은 경우도 많다.

A씨의 사례처럼 약이 효과를 내는 기전 자체가 다른 장기에 부작용을 일으킬 수도 있다. 혈관 이완 효과가 있는 특정 고혈압 약이나 전립선 비대에 쓰는 약이 기립성 저혈압(자세를 누운 상태에서 앉거나, 앉은 상태에서 일어설 때 과도하게 혈압이 떨어지는 현상)을 일으키는 것, 진통소염제가 노인에게서는 종종 위 출혈이나 콩팥의 기능 이상, 온몸의 부종을 일으키는 것, 감기 때문에 먹은 오래된 콧물약[8]이 드물게 할아버지들에서 소변을 못 보게 만드는 급성 요폐를 초래하는 일들도 마찬가지다.

장기에 노화가 축적되어 있다면 이런 기전적 부작용은 무척

---

8 가려움증이나 콧물에 흔히 사용되는 1세대 항히스타민제가 간혹 이런 문제를 일으킨다.

과장되게 나타난다. 지병으로 심부전이 있었다면, 진통소염제를 며칠 복용하는 것만으로 입원이 필요한 만큼의 전신 부종이 생기기도 한다. 미약한 줄기로 간신히 소변을 보던, 전립선 비대가 있는 노인이라면 콧물약 한 알로 응급실에서 소변줄을 꽂는 신세가 되기도 한다.

이처럼 약의 기전에 따라 예측이 가능한 부작용도 있고, 예측이 어려운 부작용이나 알레르기 반응들도 있다. 게다가 약은 다른 약의 대사 속도를 빠르게, 또는 느리게 할 수 있는 성질들도 있고, 때로는 장에서의 흡수를 방해하거나 촉진시키기도 한다. 이렇게 약과 약 사이에 벌어지는 일들을 약물 상호작용이라고 한다.

약이 사람의 여러 가지 장기나 다른 약들과 상호작용을 하니, 기저질환이 5개이고, 먹는 약이 10개라면 상호작용이 가능한 경우의 수는 이 15개의 요인 안에서만 105가지가 나온다. 세 가지 이상 상승작용을 일으키는 것은 제외하고서도 말이다. 그러니 약이 10개가 되면 실제로 100퍼센트 부작용이 있다는 연구 결과가 그리 이상하지 않다.

이때, A씨의 경우처럼 상황을 살펴서 처방 연쇄를 거꾸로 풀어나가고, 이익보다는 손해가 클 것 같은 약을 줄여나가는 과정을 탈처방deprescribing이라고 한다. 꼬인 이어폰 줄을 푸는 것 같은 심정이다. 나는 혹시 예상치 못한 경과가 진행될까 걱정이 되어, 2주 후에 진료를 다시 하기로 했다. 그런데 A씨가 지팡이 없이 진료실에 들어온 것이다. 처방 조정을 하고 3일이 지나자 식욕이 생기고 서서히 위약감이 나아지며, 점차 일상생활을 수행할 수 있게 되었다고 한다.

루이스 애런슨Louise Aronson의 《나이듦에 관하여》나 아툴 가완디Atul Gawande의 《어떻게 죽을 것인가》는 노인의학에 대한 이야기를 널리 알린 책들이다. 이 두 책에서 반복적으로 언급하는 것이 지금까지 전문화·분절화되어 온 현대 의학 시스템이 복잡한 의학적 문제와 기능적·사회적 요구가 섞여 있는 고령의 환자에서는 잘 작동하지 않거나, 오히려 예상치 못한 부작용을 낳을 수 있다는 것이다.

A씨와 유사한 사례는 두 책에서도 언급되는데, 안타깝게도 장기 중심, 질병 중심의 진료 체계에서는 이렇게 섞여 있는 질병들과 약, 그간의 삶에 있었던 변화들을 자세히 펼쳐놓고 들여다볼 수 있는 의사가 없다.

이는 의사의 잘못이 아니다. 그렇다고 A씨의 잘못도 아니다. 건강보험의 지불 구조부터 모든 것이, 의사는 자기가 전문으로 걸고 있는 내용만 빨리 보고, 빨리 처방을 완료하고 또 바로 다음 환자로 넘어가야만 겨우 수지를 맞출 수 있는 구조로 되어 있다. 마찬가지로 환자 역시 생겨난 증상에 따라 전문과로 진료를 받으러 간다. 이런 시스템의 결과로 A씨에게서는 약제 유발 파킨슨증과 파킨슨 약제에 의한 소화불량이 뱅글뱅글 악순환의 고리를 만들게 된 것이다.

이 사례 하나만으로 노인의학의 핵심 개념들인 노쇠, 다중이환, 신체 기능 저하, 다약제 사용, 노인 부적절 약물, 탈처방을 모두 만날 수 있다. 이제 노인은 나이만 많은 성인이 아니라는 점이 조금 더 명확하게 이해될 수 있을 것이다. 그럼에도 불구하고 병과 약의 개수도 많고, 젊은이들과는 생물학적·생리학적으로 많이 다른 이 어르신들을 건강한 성인과 다른 방식으로 진료해야 한다는 이야기는 아직 우리나라에서 듣기 어렵다. 내가 주변 사람들에게 노인의학을 한다고 소개하면, 그런 전문 분야가 있다는 사실조차 모르는 사람들이 많다. 하지만 노쇠가 있는 노인이 아플 때 노인의학자를 찾는 것은 아기들이 아플 때 소아과 의사를 찾는 것과 다를 바 없다.

우리나라는 2017년에 이미 고령 사회에 진입했고, 2030년대가 되면 전 세계에서 가장 기대수명이 긴 나라가 된다. 우리나라와 경제 수준이 비슷하거나, 고령화를 앞서갔던 나라들은 대부분 A씨와 같은 문제를 오래 전부터 인지하고 노인의학을 육성했다. 2002년 WHO가 조사했던 TeGeMe 연구에 따르면(해당 연구에 한국은 포함되어 있지 않다) 선진국은 물론이고 개발도상국에서도 상당수의 국가에서 소아과학처럼 노인의학을 교육하고, 공식적인 분야로 진료를 수행하도록 하고 있음을 확인할 수 있다. 반면 국내 노인의학 교육은 산발적으로 발아하고 있을 뿐이며 교육의 양과 질이 선진국에 비해 현저히 낮다.[9] 이러한 사정은 현재에도 거의 나아진 것이 없다.

결국 지금의 우리나라에서, 노인의학적인 문제는 누구의 눈에도 보이지 않는 방 안의 코끼리가 되었다. 만성질환과 노쇠가 중첩되어 있더라도 A씨의 사례처럼 사람에게 초점을 맞추고 문제를 잘 관리하면 놓칠 법한 일들을 해결하고, 좋은 삶의 질과 독립적 일상생활을 되찾을 수 있다. 하지만 현재 우리나라는 이런 일을 할 수 있는 시스템을 허용하지 않는 의료 환경 속에서 '노인 의료비'가 기하급수적으로 늘고, 매년 더 많은 사람들이 독립적으로 살아갈 수 있는 기능을 잃고 요양원과 요양병원으로 들어가고 있다.

다행히도 A씨는 일상을 되찾게 되었다. 복잡한 실타래를 풀어 원인을 찾아내는 노력만으로 사람을 눈에 띄게 좋아지게 만들 수 있는 바로 이런 사례들이 나를 노인의학으로 이끌었다. 안타깝게도 지금의 우리나라 시스템하에서는 시간이 많이 드는 이런 방식의 진료는 하면 할수록 경제적으로 손해다. 그렇기에 아직까지 노인의학 진료실이 열려 있는 병원이 흔치 않다. 환자가 스스로 자신의 주치의 역할을 하면서 내가 가진 병과 내가 먹는 약의 목록을 알아서 챙겨야만 하는 지금의 방식이 언제까지 지속될 수 있을까. 우리나라의 인구 고령화의 속도는 계속 빨라지고, 이 흐름을 멈출 수도 없는 노릇이다. 그동

---

9   유형준, 〈국내 노인의학 현황 및 미래〉, 《대한내과학회지》(2010).

안 많이 늦었지만, 이제부터라도 노인의학의 필요성이 인정받
고 점차 노인의학적 방법의 심층진료가 가능한 환경이 조성되
었으면 좋겠다.

04
오컴의 면도날과
히캄의 격언

60세가 넘어가면, 클로로포름에 도움을 받는 안락사가 적절하다. [10]

_ 윌리엄 오슬러, 퇴임사에서

나는 수수께끼를 푸는 것이 재미있어서 내과의사가 되었다. 수수께끼를 잘 풀고 싶다는 욕심이 있었다. 의과대학 시절, 제한된 시간과 데이터를 가지고 빠른 의사결정을 내리는 응급의학과 의사들의 이야기를 담은 미국 드라마 〈ER〉과, 반대로 만화영화에 가깝다는 생각이 들 정도로 환자 한 명, 한 명에 무제한

---

10 한 시대를 풍미한 유명한 내과의사의 이 충격적인 발언은 일간지를 통해 널리 알려지기도 했고, 이 발언을 놓고 다양한 사람들이 배경과 역사를 연구하기까지 했다. 좋지 않은 방법으로 전달한 연령주의적인 발언이 분명하지만, 한편으로는 60세가 넘으면 자신을 다시 돌아보고, 새로운 자세로 인생을 준비하라는 의미이기도 하다.

의 자원을 동원하던 〈하우스〉를 재미있게 보았다. 유서 깊은 의학저널 《NEJM》에 매주 하나씩 매사추세츠 제너럴 병원MGH에서의 증례보고가 나오는데, 이 증례보고의 포맷이 스무고개와 같아 드라마 〈하우스〉와 꽤 비슷하다. 이론만 공부하고 실제로 환자를 볼 수 없었던 의과대학 시절에는 이 증례보고들을 특히 재미있게 읽었다. 환자가 어떤 증상(말하자면 1주일 전부터 시작된 발열이라고 하자)으로 병원을 찾아온다. 오는 방법도 무궁무진하다. 멀쩡하게 걸어 들어오기도 하고, 빈사상태로 구급차에 실려서 오기도 한다. 우선 병력과 기본적인 진찰을 바탕으로 의심되는 원인 질환을 추론하고, 어떤 검사를 해야 할지 결정한다. 스무고개를 하듯 점점 진단 범위를 좁혀나가거나, 처음 생각한 가설을 기각하고 다른 가설을 세우는 식으로 수수께끼의 답을 구해나간다. 증례보고의 마지막 부분에는 때로는 조직검사, 때로는 부검을 통해서 얻은 수수께끼의 최종 해답과, 의사들이 뒤를 돌아보며 토의한 일종의 복기復棋가 실려 있다.

의과대학에서는 질병을 중심으로 공부를 하고, 그 질병의 증상이나 징후, 검사 패턴이 어떤지를 주로 배운다. 반면에 환자는 불편함을 가지고 병원에 온다. 거꾸로다. 실제 진료에서 환자의 불편함에서 시작해 문제를 푸는 과정은 주로 전공의를 하면서 학습하게 된다. 전공의 수련 과정은 이상적으로는 아기들이 손을 이리저리 뻗어보면서 세상을 배우는 과정인 팅커링 tinkering과 비슷하다. 지도전문의가 책임을 지고 안전망을 유지해주면서, 전공의는 여러 가이드라인이나 교과서에 근거해서 어느 정도 스스로 의사결정을 시도한다. 전공의는 스스로 내린 다양한 의사결정에 대해 지도전문의와의 회진을 통해 소크라테스식 문답법으로 피드백을 받거나 또는 조금 더 공부해야 할 학습목표를 제공받게 된다. 윌리엄 오슬러William Osler 같은 19세기의 대가들이 미국의 존스홉킨스 대학을 시작으로 이런 도제식 교육 방법을 확립했고, 지금은 전 세계의 전공의들이 비슷한 방법으로 수련하고 있다. 이런 수련 끝에 의사들의 머릿속에는 어떤 사고 과정의 컴퓨터 회로가 형성되는데, 환자가 가지고 온 문제

도표 2-8 **휴리스틱 경로와 베이지안식 경로**

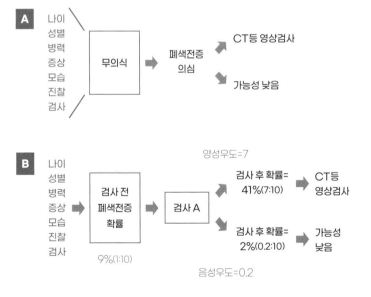

를 풀어나가는 이런 생각의 과정을 행동경제학적 방법^{11}을 차용해 재미있게 기술한 책이 제롬 그루프먼Jerome Groopman의 《닥터스 씽킹》이다. 요약하자면 의사들은 불확실성 속에 경험에 기반한 휴리스틱heuristics이라고 하는 여러 가지 직관적 어림짐작([도표 2-8]의 A)과 베이지안Bayesian이라고 하는 이성적이고 수치화된 확률 계산([도표 2-8]의 B)을 이용해서 잠정 진단을 수정해나간다.

당신은 병동 당직을 서고 있는 내과 전공의(레지던트)다. 주말의 늦은 저녁 시간이다(이런 일은 꼭 주말 저녁에 일어난다). 고관절 골절로 정형외과에서 사흘 전에 수술을 받고, 의학적 문제가 복잡하고 노쇠가 동반되어서 내과로 전과된 87세 할머니가 갑자기 숨이 차다는 연락을 병동에서 받았다. 맥박과 호흡이 빠르고 37도의 미열이 있다. 폐의 소리는 이상이 없다. 이때 이 할머니가 숨이 차게 된 원인은 무엇일까?

천식 발작, 기도 흡인 등 여러 가지를 생각할 수 있지만, 정황을 고려할 때 내과의사가 가장 먼저 떠올리는 것은 폐색전증 Pulmonary thromboembolism(혈전이 폐동맥에 고여서 혈액의 흐름을 막게 되고, 결과적으로 호흡 부전이나 쇼크가 발생하는 일)이다. 여기까지는

---

11 처음에는 신선하게 느껴지던 행동경제학이 이제는 일반적으로 널리 받아들여지고 있다. 대니얼 카너먼의 《생각에 관한 생각》이 빠르고 무의식적인 경로(시스템 1)와 느리고 의식적인 경로(시스템 2)에 대해 자세히 기술하고 있다.

휴리스틱이 필요하다. 진단을 확정하기 위해서는 CT를 찍어야 하지만, 한편으로는 괜한 검사가 될 수도 있다. 이때 CT를 과감하게 찍을지 말지를 결정할 땐, 베이지안식 확률 계산이 도움이 될 수 있다. 여러 가지 증상과 징후, 병력을 종합하여 점수를 계산해서 검사 전 폐색전증 확률을 구하고, 간단한 혈액 검사를 통해 CT를 찍는 것이 얼마나 도움이 될지 조금 더 계산해볼 수도 있다.

드라마 〈하우스〉와 《NEJM》의 증례보고, 병원에서 수련받는 의사들의 사고체계의 가장 밑바탕에 깔려 있는 대전제는 한 가지 병인이 가능한 많은 현상들을 설명할 수 있어야 한다는 '단순성의 원리rule of parsimony'다. 이를 오컴의 면도날Occam's razor이라고도 하는데, 14세기 영국의 논리학자이자 프란체스코회의 수도사였던 오컴의 윌리엄William of Ockham의 이름에서 딴 것이다. 같은 현상을 설명할 수 있는 두 가지 가능성이 있다면, 보다 간단한 쪽을 선택하는 것이 좋다는 것이다. 타이어의 압력이 떨어져 차가 주저앉았는데, 가서 보니 펑크가 나 있다면, 펑크가 나서 압력이 떨어졌을 가능성이 높지, 누군가가 밸브를 열어서 압력을 미리 제거한 다음 칼로 타이어를 찢었을 가능성은 낮다는 것이다. 최소한으로 설명 가능한 것이 합리적이라는, 어찌 보면 당연한 원리다.

사람을 진찰하는 데도 이렇게 감별 진단을 진행하는 것이 기본이다. 증상, 징후와 검사 결과를 종합적으로 설명할 수 있는

도표 2-9 **오컴의 면도날(A)과 히캄의 격언(B)**

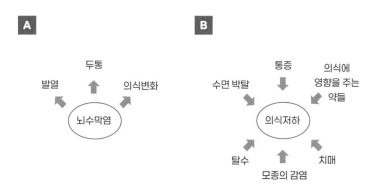

기본적으로는 한 가지 질병이 여러 가지 증상과 징후를 초래했을 가능성이 높다(A, 오컴의 면도날). 그런데 노쇠와 다중이환이 있는 경우라면 한 가지 결과가 여러 가지 기여 요인들의 중첩에 의해 나타나는 경우도 있다(B, 히캄의 격언).

하나의 원인을 찾아야 한다. [도표 2-9]의 A처럼, 어젯밤에 갑자기 생긴 발열, 두통, 의식변화로 응급실에 내원한 21세의 건강한 여성이라면 가장 먼저 뇌수막염을 떠올리는 것이 당연하다. 앞에서 언급했던 A씨의 사례에서도 약이 하나둘 추가되면서 몸이 떨리는 파킨슨증이 나타나고, 비슷한 시기에 메스꺼움과 구토가 발생했다면 이를 동시에 설명할 수 있는 처방 연쇄가 원인일 가능성을 고려하는 것이, 갑자기 정말로 파킨슨병이 생겼을 가능성과 동시에 구토가 초래될 정도의 위암이 생겼을 가능성을 의심하는 것보다는 합리적이다.

　응급실에서 연락이 온다. "선생님, 90세 여자 환자 B씨가 며칠 동안 먹지 못하고 의식이 처져서 실려왔는데, 열이 있고 목도 좀 딱딱해요. 뇌수막염이 의심되는데, 뇌척수액 천자를 해볼까요?" 전공의 선생님이 물어왔다. 흔히 경험하는 일이다. 다른 병원에서 근무할 때의 일인데, 열이 있고 의식이 처지는 비슷한 연배의 할아버지가 응급실에서 뇌 사진을 찍고, 뇌척수액 천자를 받은 후에 내게 입원했다. 물론 이 할아버지의 경우에도 뇌수막염이 아니었다. 여러 증상과 징후를 종합해서 뇌수막염을 의심한 전공의 선생님의 생각은 정말 훌륭하지만, 노쇠와 다중 이환이 있던 고령의 환자에게서는 오컴의 면도날이 안타깝게도 모든 것을 설명해주지는 못한다.

그렇다면 B씨는 왜 의식이 처졌을까? 이렇게 의식이 처지는 현상을 의학 용어로는 저활동성 섬망delirium이라고 한다. 젊고 건강한 성인도 간 이식 같은 큰 수술을 받고 나면 밤에 잠을 자지 못하고 헛것을 보며, 소리를 지르고, 이치에 맞지 않는 이야기를 하는 경우가 있다. 이런 섬망을 과활동성 섬망이라고 한다. 하지만 노쇠가 심하면 이런 섬망보다는 아기들이 열이 나며 의식이 처지듯, 가라앉고 아무것도 안 먹으려 하는 섬망이 많이 오는데 이것이 저활동성 섬망이다. 때로는 과활동성 섬망과 저활동성 섬망 두 가지가 번갈아 생기기도 한다. 하룻밤을 계속 잠을 자지 않다가, 다음 날부터는 계속 잠만 자는 식이다.

노쇠가 생기면 어르신들이 어린아이들과 무척 비슷하게 된다. 3부에서 어르신들의 돌봄에 대해 이야기하며 조금 더 자세히 이야기하겠지만, 젊은 성인에게는 잘 생기지 않는 폐렴, 요로감염이 잘 생기고, 이런 감염들이 생기면 의식부터 처지는 경우가 많다. 면역 계통에도 노쇠가 생겨서 감염이 생겼는데도 병균을 잘 물리치지 못하고, 고열이 나지 않아 자녀들이 "며칠 전부터 자꾸 주무시기만 하고 아무것도 안 드세요"라며 응급실에 모시고 오는 경우가 종종 있다.

기본적으로 의식이 떨어진 사람은 급성 뇌경색을 의심하기에 신경학적 문제를 가장 먼저 체크해보게 된다. 뇌 전산화 단층촬영 또한 기본적으로 시행하게 된다. 그래서 이렇게 처져서 응급실로 들어온 많은 어르신들이 뇌경색을 배제하기 위한 다양한 검사를 우선 받고, 나오는 것이 없게 되면 그 이후 내과의사에게 문의하는 경우가 많다. 한편에서는 불필요한 검사를 남발하는 것이라고 불평할 수도 있지만 정말 어려운 부분은, 만약에 뇌경색이나 뇌수막염이 실제로 생겼더라도 노쇠가 있는 노인에게서는 의식이 처지기만 하는, 그야말로 섬망 외에는 다른 별다른 증세를 나타내지 않는 경우가 많다는 것이다. 골치가 아프다. 그래서 제한된 정보만 가지고 대체 어디까지 검사를 해야 할지 선을 정하기가 어렵다. 어느 정도 경험이 쌓여 '이 정도면 어느 정도 내가 자신 있게 분간할 수 있어'라고 생각하면 곧 내 가설이 틀리는 일을 겪게 되어, 다시 한 번 크게 겸손해지는 것이 현장에서의 실전 의학이다.

어쨌든 이렇게 고생 끝에 뇌 검사를 마친 후 노년내과에 의뢰

된 B 할머니를 보러 간다. 가족과 전화로 연락을 해서 그간의 이야기를 들어보면, 질병의 경과를 시간 순서대로 적어볼 수가 있다. "평소 집안에서 화장실 정도는 혼자서 가셨어요. 밥은 스스로 드셨고요. 예전에 살짝 뇌경색을 앓은 적이 있지만, 치매는 없으셨어요. 어머니께서 한 일주일 전부터는 대변을 잘 못 보시는 것 같다가, 나흘 전부터 소변을 자꾸 흘리시기도 했어요. 그리고 엊그제부터는 끼니 때가 되어도 거의 드시질 않고, 하루 종일 주무시기만 하시더니 어제부터는 열이 났어요. 원래 당뇨약을 드시는데 어제부터 약을 못 드시고, 오늘 아침에는 혈당도 올라가서 300이 넘었어요." 같이 살던 둘째 딸의 이야기다.

여기서 히캄의 격언Hickam's dictum을 떠올려야 한다. 미국의 의사 존 히캄John Hickam이 제시한 것인데, 오컴의 면도날에 빠져, 모든 것을 단순하게 생각하려 해서는 안 된다는 것이다. B 할머니의 이야기를 다시 풀어보자. 먼저 모종의 컨디션이 떨어지는 일이 있거나, 먹는 양이 줄거나, 또는 약을 잘못 드시거나 해서 변비가 일단 생긴 것 같다. 이렇게 변비가 심해지다 보면 직장에 변이 딱딱하게 쌓이는 경우가 많다. 분변 매복fecal impaction 이라고 하는데, 노쇠가 동반된 노인의 경우 며칠만 변을 잘 보지 못하면 이렇게 되는 경우가 흔하다. 이런 분변 매복은 그 자체만으로도 큰 문제가 되기에 빨리 변을 빼주어야 하지만, 늘어난 직장 때문에 방광이 제 할 일을 못하게 하거나, 콩팥과 방광을 연결하는 요관이 눌려서 소변이 잘 나오지 않거나 요로감염,

심하게는 콩팥과 요로가 붓는 수신증이 생기기도 한다. 그렇게 되어서 방광은 늘어나고 늘어난 방광 내부의 압력 때문에 소변을 흘린 것이다. 이것을 범람요실금Overflow urinary incontinence[12]이라고 한다. 방광에 고인 소변에서 균이 자라고 그 결과 요로감염이 생겨 열이 난다. 이렇게 몸에 감염이 생기면 그 자체로도 인슐린 저항성이 심해져서 혈당 조절이 안 될 수도 있는데, 또 혈당이 오르면 감염은 더 악화된다. 악순환이다. 이렇게 B 할머니의 요로감염이 최종적으로 생겼다.

의식은 왜 처졌을까? B 할머니의 섬망이 생기는 데 기여한 원인은 여러 가지가 있다. 뇌경색의 경험과 신체 노쇠는 섬망이 좀더 쉽게 (적은 스트레스에도) 생길 수 있게 한다([도표 2-10] 참조).

B 할머니는 못 먹어서 탈수가 되고, 여기에 감염이 더해져 몸이 심한 스트레스까지 받게 되었다. 그래서 처진 것이다. 이렇게 노인에게서는 하나하나 요인들이 더해져서 결국 한 가지 현상이 나타나게 되는데, 이를 댐 이론dam theory이라고도 부른다. 수위가 오르고 오르다 댐이 터지는 것이다. 그 댐이 노쇠하다면 더 잘 터지는 상황일 것이다. 낙타 등 위에 지푸라기가 쌓이고 쌓여, 별로 무겁지도 않은 마지막 지푸라기에 의해서 낙타의 다

---

12 방광에서 소변이 나오는 길이 막히거나, 방광이 수축하는 힘이 약해져서 방광이 과도하게 팽창된 후에, 결국 갈 데가 없어진 소변이 억지로 밀려서 새어 나오는 현상이다.

도표 2-10 **노쇠 정도가 심하면, 그야말로 감기만 걸려도 섬망이 생겨 처지고 못 먹게 된다.**

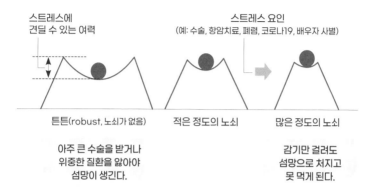

리가 부러지는 것과 마찬가지다.

B 할머니는 고여 있는 소변과 막혀 있는 대변을 해결해주고, 수액을 공급하면서 항생제와 인슐린을 투여하니 입원한 이튿날 어느 정도 의식이 돌아왔다. 할머니가 가진 기저질환을 정리해보며, 이에 맞추어 드시던 약을 정리하고, 변비가 생기거나 방광 기능을 떨어뜨릴 만한 약 중에 당장 중요도가 조금 떨어지는 것들은 빼보기로 했다. 그리고 대변을 조금 더 부드럽게 볼 수 있는 약을 추가했다. 이렇게 며칠 병치레를 하다 보니, 화장실을 가려면 이제는 부축이 필요하게 되었다. 그래도 둘째 딸이 돌봐드릴 수 있어서 댁으로 퇴원하셨다.

노인병 의사 생활을 하다 보면, 응급실로 오는 어르신들도 결국 이렇게 여러 가지가 섞이고 또 서로서로를 악화시켜서 그냥

봐서는 뭐가 뭔지 알 수 없게 된 분들이 많다. B 할머니는 노인병을 모르는 의사가 보기에는 단순히 '요로감염으로 항생제를 쓰고 간 환자'일 수도 있다. 이야기를 자세히 들어보지 않고, 검사에서 염증 수치가 높고, 소변이 지저분하니 오컴의 면도날에 입각해서 항생제만 처방했다면, 소변이 고이게 된 원인은 해결이 되지 않으니, 며칠 내에 응급실로 다시 돌아오게 될 공산이 크다. 젊은 성인도 예외는 아니지만 특히 노쇠가 있는 어르신에게서는 오컴의 면도날뿐 아니라 히캄의 격언과 무너질 것 같은 댐을 한 번씩 떠올려볼 필요가 있다. 앞서 이야기한 것처럼, 65세 이상 인구가 전체 의료비의 40퍼센트 이상을 차지하게 되었다(비중은 계속 늘고 있다). 이 말은 머지않아 의료 현장에서 만나는 인구의 절반은 65세 이상이 된다는 뜻이다. 65세 이상 인구의 10~15퍼센트는 노쇠가 있는데, 이 분들은 병의 개수도 가장 많은 분들이라 의료 현장에서 마주칠 빈도는 노쇠가 없는 분들에 비해 더 높을 수밖에 없다. 60세 이상은 클로로포름으로 안락사를 하는 게 낫다는 윌리엄 오슬러의 시대는 이미 저버린 것이다. 앞으로 B 할머니를 응급실에서 마주칠 가능성은 더 높아진다.

B 할머니는 다행히도 잘 해결된 경우다. 병원에 입원하는 일은 젊은 성인에게서는 흔치 않다. 하지만 65세, 75세가 넘어가면 병실로 입원과 퇴원을 반복하게 될 법한 일들이 많이 생긴다. 병의 개수가 많아지니까. 오래된 한국의료패널 자료

인데[13] 65세 이상 인구에서 1년 동안 77.7퍼센트가 응급실을 이용했고, 68.0퍼센트가 입원을 경험했다. 나이가 들면 입원과 퇴원, 그리고 퇴원 후 조리 방법이 젊은 성인과 어떻게 다른지에 대해서 다음 장에서 더 자세히 살펴보자.

---

13   황연희, 〈한국 의료패널로 본 한국 노인들의 의료 이용 및 의료비 지출〉, 2008

05

질병만 보아서는 안 되는
노년의 입원

의학은 아직까지 사람이 아니라 인구 집단을 치료하는 것에 관한 것이다. 한 사이즈뿐인 치료와 진단이다. _ 에릭 토폴

40세 남자인 C는 별다른 지병 없이 비교적 건강하게 살아오다가, 건강검진에서 담낭(쓸개)에 용종이 발견되었다. 담낭 절제술이 필요하다는 권고를 받았고, 종합병원에 입원해 첫째 날 간단한 검사를 받고, 둘째 날 수술을 하고, 셋째 날 통증은 아직 있지만 일상생활에 지장이 없어 퇴원을 할 수 있었다. 담낭 절제술에 대한 표준적인 처방과 일정표가 병원에는 준비되어 있어서 컨베이어 벨트를 타고 자동차가 만들어지는 것처럼 모든 일들이 순서대로 착착 진행되었다. 사전에 자동으로 들어간 처방을 수정할 일은 발생하지 않았다.

우리나라는 건강보험제도의 형성 이후로 큰 병원으로 환자가

집중되는 현상이 지속적으로 심화되어왔고, 이에 따라 큰 병원에는 대부분 C씨의 사례처럼 많이 하는 수술이나 시술은 환자의 입원부터 퇴원까지 검사, 투약과 처치, 환자의 동선까지 대부분이 미리 준비되어 있다. 일본의 자동차회사 토요타가 주창한 '린 프로세스'의 개념이 반영되어, 가장 효율적이면서 입원 기간을 단축시킬 수 있는 방법으로 목적이 되는 주요한 사건(예, 담낭 절제)을 중심으로 프로토콜이 만들어져 있는 것이다.

이렇게 효율적인 현재의 질병에 대한 입원 진료 체계는 사실 몇 가지 전제에 기반을 두고 있다. 우선 환자가 40~60세의 60~70킬로그램 체중인 건강한 남자일 것을 가정한다. 기저질환은 고혈압이나 당뇨병, 고지혈증 정도까지를 고려한다. 걸어 다닐 수 있고, 화장실을 갈 수 있고, 혼자 밥 정도는 먹을 수가 있어야 한다. 그리고 퇴원할 집이 준비가 되어 있어야 한다. 그리고 '담낭 절제'가 목적이면 담낭을 문제없이 떼어내고 잘 아물게 해서 퇴원을 시키면 임무는 완수된다. 에릭 토폴 Eric Topol이 말한 것처럼, 현대 의학은 아직까지 한 사이즈에 맞춰진 옷과 같다.

그러나 C씨와 동일한 담낭 절제 수술을 받았지만 그 결과는 전혀 다른 D 할머니의 사례를 보자. C씨와 D 할머니는 모두 내가 경험한 실제 환자다. 84세 여성인 D 할머니는 집에서 실내 일상생활은 독립적으로 할 수 있었고, 무리하지 않게 집 앞 산책 정도는 해오고 있었다. 그동안 당뇨, 고혈압과 무릎 관절염,

척추관 협착증으로 여러 병원들을 다니고 있었다. 2년에 걸쳐서 담낭염과 담도염으로 항생제 치료를 받는데 이번에 담낭을 절제하기로 했다.

수술은 잘 됐다. 그런데 다음 날부터 할머니는 계속 자려고 하고 먹지 않았다. 앞 장에서 보았던 섬망이 생긴 것이다. 누워서 자기만 하는 할머니 몸에 들어가는 것은 수액과 항생제뿐이었다. 얼마 후 가래도 늘고 열이 나면서 호흡이 가빠지고 산소 수치도 떨어지기 시작했다. 폐 사진을 찍어보니 폐를 둘러싸고 있는 흉막 공간에는 물도 찼고, 폐렴도 생겨 있었다. 광범위 항생제가 처방되었고, 할머니는 계속 자기만 했다. 가만히 누워 있다 보니, 엉덩이에는 욕창이 생겼다. 며칠이 지나면서 다행히도 열이 떨어지고, 할머니는 눈을 떠서 이야기를 하기 시작했지만, 이제는 침대에서 일어날 힘이 없었다. 죽을 떠먹여드려도 잘 넘기지를 못했다.

여기까지 책을 읽은 독자들이라면, 노쇠가 있는 할머니에게서 별로 무섭지 않은(?) 담낭 절제라는 작은 스트레스가 섬망을 만들었고, 병상에 누워 있는 사이에 조금씩 침이 기도로 넘어가면서 폐렴이 생기며, 이 폐렴은 섬망을 또 악화시키고, 그래서 먹지 못하며 누워 지내니 빠른 속도로 근육이 약해져서 이제는 일어날 힘도, 먹을 힘도 없게 되었다는 것을 추측할 수 있을 것이다.

죽을 드려도 드시지 못하자 영양제를 달게 되었고, 그 사이

며칠간 쓴 항생제 탓에 항생제 연관 설사가 생겨버렸다. 담당 주치의는 금식을 처방하고 항생제 연관 설사 치료를 추가했다. 수액을 맞으며, 폐를 둘러싼 흉막 공간에 물은 계속 차서, 담당 주치의는 바늘로 이 물을 빼주었다. 할머니는 다시 자꾸 자기만 했다. 욕창은 점점 넓어졌고, 다리 근육은 그 사이에 다 빠져버렸다. 입원 보름째. 설사도 좋아졌고 가슴 사진에서 폐렴도 사그라들고 있는 것처럼 보였다. 수술한 자리도 다 아물었고 피검사 결과도 많이 좋아졌다. 그런데 할머니는 계속 잠만 자려고 하고 잘 먹지 못했다. 혼자서는 침대에서 일어날 수가 없었다.

상황이 이쯤 되면 노인병 의사에게 연락이 온다. 도저히 해결이 안 된다는 것이다. 3박 4일이면 퇴원하고도 남을 '담낭 절제' 환자의 입원 기간이 보름이 넘어가면서 주치의의 걱정도 커져만 간다. 이 이야기만 놓고 보면, 대체 병원에서 D 할머니에게 뭘 어떻게 더해주어야 하는지 금세 떠오르지 않는다. 병은 잘 치료해드렸는데, 할머니는 건강을 회복하지 못하고 있다.

문제는 병이 낫는 것이 아니라, 몸이 회복되어 일상생활을 할 수 있어야 하기 때문이다. 모든 입원 치료의 목표는 질병과 사람에게 알맞은 방법으로 가급적 빨리 원래 살던 상태로 연착륙시키는 것이다. 주로 누워 있게 되는 입원 기간이 길어지면 길어질수록 기력이 쇠할 뿐 아니라 여러 가지 원치 않는 합병증들이 생겨날 수 있기 때문이다.

노쇠가 없는 젊은 성인은 일단 수술이 끝나면 좀 아파도 집에 가서 참고 지낼 수가 있다. 그런데 노쇠가 진행된 노인이 집으로 복귀하려면 챙겨줘야 할 것이 많다. 질병 외에도 필요한 요소, 도메인들이 더 있는 것이다. 사실은 이 도메인이라는 단어는 1부에서부터 이미 나왔다. 사람의 노쇠 정도를 측정할 때 질병, 신체 기능, 인지 기능, 기분, 영양, 사회적 자원이라는 도메인들이 한꺼번에 고려되어야 한다고 이야기했다. 노화를 지연시키고 노쇠를 예방하려면 젊고 건강할 때에는 먹고 움직이고 생각하고 벌고 쓰고 자는 등의 다양한 도메인을 챙겨주어야 한

도표 2-11 D 할머니의 입퇴원 시점의 도메인 상태

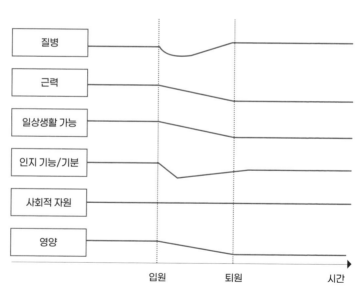

D 할머니는 입원 기간 동안 담낭의 병은 고쳤지만 살아가기 위한 나머지 도메인들은 전체적으로 악화되었다.

다고 할 때부터 나왔던 이야기다.

D 할머니는 병은 해결이 되었는지만 일상생활을 혼자서는 할 수가 없게 되어버렸다. 전체적으로 살아가는 데 필요한 도메인들의 기능이 악화된 것이다.

앞 장의 B 할머니처럼 같이 살고 있는 딸이라도 있었더라면, 무리를 해서라도 집으로 돌아가 조금씩 움직이면서 기력을 되찾아볼 여지가 있지만, D 할머니는 독거 상태였다.[14] 오랜 친구분이 보호자를 맡고 계셨다.

병원에서 받을 수 있는 서비스는 사람 중심이라기보다 질병 중심이기에 인구 구조 변화와 함께 이런 문제들이 점차 흔하게 발생하고, 환자는 갈 데가 없어지는 상황이 반복해서 벌어지게 되었다. 한국처럼 행위별 수가Fee for service[15] 시스템을 채택한 미국에서 이런 문제를 해결하기 위해 노인병 의사들이 만들고, 전파시키고 있는 것이 연령 친화 건강돌봄 서비스 개념Age-friendly health system이다. 이 개념은 사람이 잘 살기 위해 도움이 필요한 도메인들을 요약해서, 크게 4M이라는 것을 만들었다.

---

14 핵가족화가 진행되고, 남자는 여자보다 7~8년 조기 사망하기 때문에, D 할머니처럼 혼자 거주하는 독거노인은 앞으로 더 늘어날 것이다.

15 처치, 검사, 투약 등 하나하나 수행한 행위에 대하여 경제적 보상을 하는 지불 구조.

1. What Matters(중요한 것들)

노쇠 정도와 가지고 있는 질병들, 환자와 가족이 생각하는 치료 목표, 의사가 생각하는 기대여명과 치료 목표를 종합적으로 고려해서 여러 결정들을 하는 것이다. 아무래도 치료나 검사의 이익과 위험성에 대한 관점은 사람마다 다르기에 가용한 정보 내에서 환자와 가족, 의사가 치료 목표를 공유하는 것이다. 예를 몇 가지 들 수 있는데, 저염식이 도움이 되는 심부전을 앓고 있더라도, 이미 노쇠가 있고 전체적인 먹는 양이 부족한 경우라면 굳이 저염식을 처방하지 않는 것이 치료 목표를 고려하는 의사결정에 속한다고 할 수 있다. 노쇠 정도를 고려해서 당뇨의 치료 기준을 다소 완화시켜 약의 개수를 세 개에서 두 개로 줄여보기로 하는 것이나, 반대로 앞 장의 사례처럼 비록 100세가 넘었지만 노쇠 정도가 적어서 가족과 상의해 뇌경색에 대해 적극적인 치료를 시도해보는 것, 가족이나 사회적 돌봄 자원의 정도를 고려해서 가장 삶의 질을 높일 수 있는 거주 장소나 퇴원 장소를 정하는 것도 'What Matters'를 실제로 진료에 적용한 사례가 된다. 병만 보는 것이 아니라 사람을 같이 본다는 의미가 있다. 의사가 판단하기에 병은 잘 치료해줬는데, 환자와 가족이 불만족을 토로한다면, What Matters에 기반한 의사, 환자, 가족의 공동 의사결정 과정이 미흡했을 가능성도 있다.

2. Medication (약)

앞서 A씨의 사례로 본 것처럼, 병과 약의 개수가 많음에도 무슨 약을, 누구에게 처방받았는지의 이력이 제대로 정리되어 있지 않다면, 그리고 지금까지 진단이 확인된 질환의 목록도 완성되어 있지 않다면 문제가 될 수 있다. 환자와 가족에게 최근 6개월~1년간 처방받거나 구입한 모든 약, 그리고 건강기능식품을 가져오도록 해서 약력(약의 역사)을 만든다. 이때 병원의 약사가 탐정 역할을 하게 된다. 미국 드라마〈하우스〉에서 의사가 집에 잠입해 약을 조사하는 모습이 나오는데, 실제로는 환자와 가족이 모든 약을 가져오면 약사가 이를 바탕으로 조사를 한다. 처방은 받았지만 조제가 되지 않거나, 먹지 않은 것들을 확인하고, 처방전을 시간적으로 나열해서 처방의 변화도 추적해본다. 이 과정을 통해 A씨에게서처럼 처방 연쇄를 발견하게 되는 경우도 있다. 때로는 환자의 심장을 둘러싼 혈관에 스텐트가 들어 있는데, 병원을 옮겨다니다가 항혈소판제가 누락되기도 한다. 이런 것을 약물 조화Medication reconciliation라고 한다. 질병과 노쇠 정도를 고려할 때 어떤 약은 노인에게 이익보다 위험성이 크다. 잘못되어 보이는 처방 연쇄나 위험성이 높아 보이는 약제에 대해서는 What Matter 접근에 따라, 즉 환자나 가족과 의견을 나누어 조심스레 담당 의사가 탈처방을 시도해본다. 약 하나를 조정하는 데도 병과 사람을 모두 신경 쓰는 것이다. 퇴원 후에 다른 병원이나 의원에서 치료가 이어질 경우에, 조정된 처방이 이후에 인식되고 있는지도 확인한다.

3. Mobility(이동성)

일상생활 수행 능력과 근력을 보존해서, 병원에서 가급적 집으로 돌아가 원래 생활을 되찾을 수 있도록 하기 위한 노력이다. 누워 있으면 실시간으로 근육이 녹아 없어지고, 근력이 떨어지게 된다. 활력 징후가 안정되면서 필요성이 줄어든 정맥 주사나 소변줄, 여러 가지 모니터링을 위한 줄은 가급적 빨리 없애주어 조기에 거동을 할 수 있게 한다. 원내에 거동을 촉진하기 위한 프로그램들을 만들 수도 있다. 급성기 치료 중 간과되기 쉬운 영양 결핍을 조기에 중재하고, 최적의 영양 공급을 위해 병원의 영양사와 약사의 도움을 받기도 한다. 단백질과 아미노산을 조금 더 공급할 수도 있다. 스스로 하는 거동이 충분치 않고, 신체 노쇠와 근감소증이 우려되면 조기에 기능 회복을 위한 재활치료를 실시한다. 신체 기능의 호전을 위해 때로는 회복기 재활병원으로 옮기거나 일부 지역에서 가능한 방문 운동 서비스를 안내하기도 한다.

4. Mentation(정신건강)

섬망의 예방과 대처, 그리고 장기적으로는 치매와 치매에 따라오는 정신행동증상을 관리하는 방법에 대한 것이다. 그중 무엇보다 입원 환경에서는 섬망의 관리가 급선무가 된다. 앞서 언급한 B 할머니(140쪽 참조)나 D 할머니(149쪽 참조)처럼 섬망은 다른 해결이 잘 안 되는 문제들과 동반되고, 일단 생기면 잘 해결되지도 않을뿐더러, 결과적으로는 입원 기간을 길게 해서 병원 내 감염처럼 원치 않는 합병증을 일으킨다. 섬망을 예방하는 데 있어서 가장 중요한 것 중 하나는 밤에 환자가 숙면을 취할 수 있는 환경을 조성해주는 것이다. 유용성이 알려진 섬망 예방 방법으로는 원래 거주하던 환경과 유사하게 침구나 집기를 갖추어주고, 탈수를 예방하고, 통증을 잘 조절해주며, 보청기, 음성증폭기나 돋보기처럼 의사소통을 원활하게 할 수 있는 도구를 사용하는 것 등이 포함된다. 낮에는 가급적 공간을 밝게 해주고, 이야기를 자꾸 걸어주거나 TV나 라디오를 틀어주는 것도 좋다. 반대로 밤에는 어둡고 조용한 환경을 만들어주는 게 좋다. 아직까지는 다인실이 기본인 우리나라 병원 상황에서 이런 환경을 조성하기는 쉽지 않아 안타깝다. 그냥 몸이 늘어지고 자는 것처럼 보이는 저활동성 섬망은 놓치는 경우가 많기 때문에, 노인 입원 환자의 경우 섬망을 선별하는 사정 도구를 사용하는 것이 도움이 될 수도 있다. 섬망이 생겼다면 일단은 병세 때문에 생긴 경우가 많기 때문에 병을 호전시키는 게 우선이지만, 기여 요인이 될 법한 것들을 하나하나 최선을 다해서 교정해주는 노력도 필요하다.

D 할머니를 어떻게 돌보아야 할지, 우리는 4M 개념으로 다

시 고민을 해보았고, 영양 상태를 낮게 하면서 약을 정리하고 운동 재활을 시작했다. 몸에 붙어 있는 관들, 정맥으로 들어가는 수액과 약들을 하나씩 줄이고, 최대한 입으로 먹을 수 있게 도와드렸다. 시간이 흐르고, 어느 정도 부축을 받으면 화장실을 갈 수 있는 컨디션이 되자 D 할머니는 24시간 간병인을 구해 원래 계시던 댁으로 돌아갈 수 있었고, 나는 할머니가 수개월에 걸쳐서 조금씩 기능을 회복해가시는 모습을 외래 진료를 통해 살펴볼 수 있었다.

아직까지 노인의학을 담당하는 진료과가 갖추어진 병원이 우리나라에 많지 않듯, 이렇게 돌봄 복잡도가 높은 어르신 환자를 돌볼 때 4M 개념을 적용할 수 있는 병원도 거의 없다. 노인의학적 개념, 또는 4M 개념을 적용하면 환자의 기능이 나빠지는 것을 좀 더 잘 예방할 수 있고, 더 빨리 집으로 돌아가 자신의 집에서 더 많은 시간 일상생활을 누릴 수 있다는 것이 해외의 연구들을 통해 알려졌다. 대표적인 상황으로 수술 후 사망이나 장애 발생의 가능성이 높은 상황인 고관절 골절 환자가 빠른 수술 이후에 4M 개념이 포함된 환자 중심의 돌봄을 수행하면 사회적으로는 의료비용이 절감될 뿐 아니라 삶의 질마저 높일 수 있다는 결과가 연구들을 통해 보고되고 있다. 하지만 지금 우리나라의 지불 제도에서는 의료 '행위'에 대한 수가가 보상되므로, 4M 접근에 필요한 인력과 공간을 병원에서 확보하기는 쉽지 않다. 지금은 오히려 돌봄 요구가 복잡하고, 손이 많이 갈

법한 환자는 병원에서 진료를 회피하는 것이 여러 가지로 경영 지표와 정량적 질 관련 지표에 도움이 되는 상황이다. 그렇지만 비록 환경이 여의치 않더라도 4M 개념을 머릿속에 의료진이 가지고 있는 것만으로도 시간과 비용이 거의 들지 않는 여러 기본적 예방 조치들을 취하고, 치료 계획을 바꿔갈 기회는 항상 나타난다.

다른 선진국에서도 그래왔듯, 우리나라에서 노인의학을 전공하는 의사들의 수가 어느 날 폭발적으로 늘어나지는 않을 것이다. 하지만 입원한 환자를 퇴원할 때까지 책임지고 맡아서 자세히 진료할 수 있는 입원 전담 전문의 제도가 정식 사업으로 우리나라에서 자리 잡기 시작한 것은 앞으로 더 늘어날 노인 입원 환자의 돌봄이 보다 나아질 수 있는 긍정적인 변화로 볼 수 있다. 입원 중에 벌어지는 모든 일들과 퇴원 이후의 돌봄 연계 계획까지 전체적으로 관리하다 보면 자연스럽게 병 하나, 문제 목록 하나보다는 환자를 중심으로 놓고 생각하게 되기 때문이다.

B 할머니처럼 D 할머니도 다행히도 집으로 퇴원할 수 있었고, 또 차차 기능이 회복될 수 있었다. 하지만 노쇠가 어느 정도 선을 넘으면 기능 회복을 꾀하기가 어려운 상황이 되기도 한다. 침대에서 몸을 일으키기도 어렵게 되면 외래 진료 한 번을 위해 구급차가 필요한 정도가 되기도 한다. 이렇게 노쇠한 어르신들의 퇴원 이후 집과 진료실에서의 진료에 대해 다음 장에서 이야기를 이어가보자.

06

AI가 의사를
대체할 수 있을까?

린디 효과: 나이에 비례하여 옛것이 새것보다 더 오랫동안 남게 된다.

_ 니콜라스 나심 탈레브, 《안티프래질》

집적회로와 배터리, 무선통신 기술의 발달로 오랫동안 인류가 상상하기조차 어려웠던 많은 일들이 현실화되고 있다. 인공지능, 4차 산업혁명이 세상을 근본적으로 뒤바꿀 것이라는 등 많은 담론이 오가지만, 파괴적 혁신으로 불리는 유니콘 기업들의 사업 모델도 결국에는 집적회로, 배터리, 무선통신 기술 발달에 의한 점진적 개선에 바탕을 두고 있다. 이러한 사회의 변화가 의료 영역에도 많은 변화를 줄 것으로 생각하며 앞으로는 지금과 같은 모습의 대면 진료와 신체검진의 의미가 줄어들 것으로 생각하는 연구자들과 사업가들도 있다. 소형화된 영상진단

기기, 오믹스 연구 기법에 의한 개인별 위험도 측정, 웨어러블 기기와 스마트폰을 이용한 생체 신호 수집 등이 발달해서, 진료 현장이 고전적 진찰 방법에서 근본적으로 변화될 것임을 이야기하는, 에릭 토폴의 《청진기가 사라진다》와 같은 책도 있다.

2020년부터 시작된 코로나19 팬데믹pandemic으로 인류가 사는 방법이 송두리째 바뀌게 되었고, 기존의 대면 상호작용들을 비대면화하는 사회적 흐름이 계속되고 있다. 2020년 3월의 글로벌 자산시장 충격 이후 전통, 대면 영역은 침체가 심화되고 정보기술과 비대면 플랫폼, 집적회로 등과 관련된 영역은 오히려 이전보다 성장 속도가 빨라지는 K자형 양극화 현상이 진행되고 있다. 2020년 초, 유발 하라리Yuval Harari는 영국 경제지 《파이낸셜타임스》의 기고에서 이전까지는 논란의 대상이 되어 일종의 교착 상태status quo에 머물러 있던 많은 것들이 코로나19에 따른 급박한 변화 속에서 빠르게 진행되고, 그 이후에는 과거로 다시 돌아가지 못하게 될 것이라고 예측한 바 있는데, 이러한 현상이 사회 전반에서 실제로 일어나고 있음을 느낀다. 진료 현장에서도 이전에는 생각하기 어려웠던 많은 변화가 벌어지고 있다. 과거 '원격 의료'라는 명칭으로 불리며 많은 논란의 대상이 되었던 비대면 진료가 제한적이지만 실제 진료실에서 시행되고 있는 것이 가장 두드러지는 변화라고 할 수 있겠다.

병, 약의 개수가 많고 노쇠가 있으며 신체 기능도 감소되어 있어 스스로는 거동이 불편한 어르신들을 주로 진료하게 되는 노인병 의사의 관점에서는 비대면화되는 세상과 진료 현장의 흐름에 대한 다소 양가적인 생각이 든다. 비대면 시대의 의사소통 통로는 대개 젊은 성인에 의해 착안되고 설계된다. 정보기술 부문의 의사결정권자 또한 비교적 젊은 연령인 경우가 많다. 어르신들은 결국 익숙하지 않은 스마트폰 어플리케이션이나 컴퓨터 웹사이트를 침침한 눈으로 헤쳐나가야 한다. 옛날 방식, 대면 방식으로 같은 업무를 보려면 대기 시간도 길고, 때로는 비용이 더 들기 때문에 이래저래 불편하게 되는데, 한마디로 세대에 따른 디지털 격차가 생긴 것이다. 결국 코로나19에 의학적으로 가장 취약한 노년층이 코로나19를 살아가는 비대면 소통 방식에서도 다소 불리한 상황이 된다.

한편 몇 달간 실제로 진료해보니, 비대면 진료가 가능해져서 큰 혜택을 받게 된 환자군 또한 노쇠하고 신체 기능이 감소된 어르신들이라는 생각도 들었다. 침대에서 나오기가 어려운 정도로 노쇠가 진행한 경우라면, 병원에 외래 진료를 보러 오려고 해도 구급차를 활용해야만 하는 경우가 있다. 이미 받아놓은 장애 등급이 없는 경우에는 구급차 외에 별다른 도리가 없는데, 사설 구급차를 이용하게 되면 왕복 수십만 원의 비용이 든다. 이런 경우에 이전에는 차선책으로 가족이 대신 진료를 보러 와서, 그간의 상태를 전달해주면 이야기만 듣고 처방을 조정하는 정도의 진료만 가능했다. 하지만 지금은 전화를 통해 구체적으로 자세한 문진을 할 수 있게 되어 혈액 검사나 영상 검사가 긴

급하지 않은 상황이라면 어느 정도 환자 상태 변화에 대처를 할 수 있게 되었다.

이러한 비대면 진료가 입원 기간을 단축시킬 뿐 아니라 불필요한 응급실 방문을 줄일 수도 있을 것이다. 여러 가지 급박한 문제들을 해결하기 위해 입원 치료를 받고 집으로 퇴원할 때, 의료진은 퇴원 후 외래로 환자가 올 때까지의 경과를 미리 예상하고 퇴원 처방을 내려야 한다. 보통 여러 가지 상황이 최대한 안정화된 후 퇴원을 계획하지만, 기저질환이 복잡하거나 노쇠가 있다면 환자가 예상을 벗어나는 경과를 겪기도 한다. 이런 경우로 응급실에 찾아오게 되는 사례들을 조사해보면, 입원 중에 없었던 새로운 통증이 생기기도 하고, 퇴원해서 일상생활을 했더니 혈당이 입원 때보다 더 떨어지기도 하고, 증상이 변화되어서 약의 용량을 조정할 필요가 생기기도 한다. 이런 일들 중 상당수는 당장 전화로 의사에게 물어보고 처방전을 받을 수 있는 방법만 있었다면 해결이 가능하다. 그래서 최근에는 거동이 불편하고 여러 가지 병, 약, 노쇠가 얽혀 있던 환자가 퇴원하는 경우에는 혹시 예기치 못한 문제가 생기면 당일에라도 전화 진료를 할 수 있도록 미리 조치하고 있다.

비대면 진료가 한편으로는 다양한 기능 도메인에 돌봄이 필요한 어르신들의 일종의 가정 방문 역할도 가능하다는 것을 느꼈다. 시간은 조금 들지만, 집 안밖에서의 거동이나 퇴원 후의 식사량 변화, 소대변의 양상, 치매 증상의 변화, 복약상의 불편,

돌봄 과정에서 궁금한 점 등에 대해서 환자나 가족들과 이야기를 하면, 병원의 외래 진료실에서 보게 되는 스냅샷 같은 단면보다는 더 많은 정보를 알 수 있게 된다. 퇴원 후의 전화 통화를 통해 앞서 언급한 D 할머니와 비슷한 경과를 겪기 시작하는 한 어르신의 상태 변화를 전해 듣고, 조금 더 자세히 문진을 해보니 이러다가는 큰 문제가 생기겠다 싶어 빨리 입원장을 드려서 다행히 감염과 탈수를 빠르게 치료하고 집으로 퇴원할 수 있게 한 경우도 있다.

이렇게 돌아보면 굳이 최신 정보기술 기기, 보안성이 있는 원격 활력 징후 측정 기기 등의 도움 없이, 100년 전부터 있었던 전화기만으로도 꽤 많은 일들을 할 수 있는 것 같다. 비대면 진료가 4차 산업혁명 시대 정보기술 기업의 먹거리로 간주되며 어떤 이슈가 있을 때마다 관련 기업의 주가가 들썩이는데, 본질적으로는 '환자가 집에서 의사를 만나 이야기를 할 수 있게 된다는 것'이 중요한 변화다.

특히, '살던 곳에서 나이 들기aging at place'의 개념이 자리 잡으면서 앞으로는 병이 많아지고, 일상생활에 수발이 필요하게 되더라도 요양병원이나 요양원에서 지내기보다는 집에서 노후를 보내는 경우가 늘어날 것이다. 이런 면에서 비대면 진료는 아직은 절반의 해결책이라고 생각한다. 복잡한 돌봄 필요나 수수께끼 같은 환자의 증상·징후로 인해 실제로 의료진이 환자를 만나야 해결할 수 있는 일들이 앞으로 더 늘어날 것이기 때문이다.

고관절 골절로 병원을 찾은 E 할머니는 고관절 수술 후에 전신 위약이 심하고, 방광도 기능도 약해져서 요로감염을 겪고, 입원실에서 소변줄을 달고 계셔야만 했다. E 할머니는 입원 전에는 큰딸과 함께 빌라 3층에 살고 계셨는데, 할머니와 딸 모두 퇴원 후 집에서 지내시는 것이 목표였다. 퇴원을 해야 하는데 아직 수술 후에 몸이 전체적으로 회복되고 있는 추세라서 며칠간 소변줄을 더 거치해야만 했다. 다행히 E 할머니는 가정간호가 가능한 지역에 거주하고 계셨기에 퇴원 후 가정방문 간호사가 할머니 댁을 방문해서 소변줄을 제거해줄 수 있었다. 그 결과는 비대면 진료를 통해서 확인할 수 있었다.

E 할머니는 비대면 진료와 가정간호를 조합한 결과로 구급차를 불러 병원에 오지 않고도 소변줄 제거와 경과를 확인할 수 있었다. 최근에는 방문간호 서비스를 노인장기요양보험의 재가 서비스 비용을 통해 받을 수 있는 지역이 늘어나고 있다. 향후에는 이러한 지역사회 기반 서비스와 원격·비대면 진료가 시너지를 일으킬 가능성도 있어 보인다. 이보다 더 의학적으로 복잡한 경우라면, 지금 시범사업이 진행 중인 의사의 '방문 진료'가 상당한 역할을 할 수 있을 것이다.

한편 이런 세상의 흐름 속에서 환자를 잘 진찰해야 한다는 의사의 덕목이 점차 퇴색되어가는 것이 우려되기도 한다. 에릭 토폴이 손에 들 수 있는 심장초음파 기기가 일상화되며 청진기가 무의미하게 될 것이라는 이야기를 할 정도인 세상이다. 하지만 옛날부터 있었던 것이 새로 나온 것보다 더 오래 살아남을 가능성이 높다는 린디 효과Lindy effect를 상기해야 한다. 제롬 그루프먼의 《닥터스 씽킹》에서도, 가장 기본적인 증상과 징후가 진단의 80퍼센트를 결정한다고 했듯, 아무리 정보기술이 발달한다 하더라도 앞으로도 의사의 임상적 의사결정은 상당 부분 지난 150년간 축적되어온 고전적인 병력 청취와 신체 검진에 의존할 가능성이 높다.

분과화, 전문화와 함께 의사들은 영상 검사를 통해 이미 환자가 진단명을 달고 들어오는 것에 익숙해, 자기가 보는 병만 생각하게 된다. 이러한 현상을 가용성 휴리스틱availability heuristic이라고 하는데, 머릿속에서 당장 떠오르는 목록 안에서 진단을 붙이려는 직관적 사고방식에 해당한다. 가슴이 아프다고 하면 심장내과 의사는 심장 문제를, 소화기 내과 의사는 위나 식도의 문제를 먼저 떠올리는 것이 당연하다. 이런 전문화 경향에 더해 환자를 실제로 보는 것마저 도외시하게 되면 의사로서 가장 기본적인 것을 놓칠 수 있다.

고혈압과 당뇨, 고지혈증, 만성콩팥병을 앓던 80세의 F 할아버지는 3~4일 전부터 가슴 뒤쪽으로 뻣뻣한 통증이 생겼다. 하루 종일 욱신거리는 것이 너무 힘든데 마침 주말이라 종합병원 응급실을 향했다. 종합병원 응급실에서 가슴이 아프다고 오면 우선 심장 문제를 생각하는 것이 일반적이다. 심전도와 심근 효소가 정상이었지만, 아픈 부위가 너무 전형적이라 할아버지는 관상동맥 조영술을 받았다. 특별한 혈관 이상은 없었지만 증상이 뚜렷해 협심증 약을 처방받았고, 얼마 뒤 외래로 나를 찾아오셨다. 가슴이 계속 아프다고 하셔서 청진을 하려고 셔츠를 올렸는데 아뿔싸, 벌써 대상포진 발진 위에 껍질이 생기는 중이었다. 많은 의사들이 스쳐갔지만 아무도 청진을 하지 않았고, 발진을 들여다보지 않았던 것이다. 발진이 등 쪽이라서 심전도 전극을 붙이는 정도로는 보이지 않을 법도 했다. 할아버지는 항바이러스제를 1주일간 복용하고 통증이 다소 호전되었다.

전문화, 분절화, 검사화가 이런 결과를 낳았다. '할아버지가 댁 근처의 동네 의원을 먼저 가셨더라면 대상포진을 좀 더 일찍 발견하고, 고생을 덜 하시지 않았을까' 하는 생각도 들었다.

어르신을 진료하다 보면, 증상이 애매하고 여러 가지 원인이 섞여 있어서 좀 더 자세히 진찰을 하는 노력이 필요할 때가 많다. 전공의가 물어온다. "응급실에 온 할아버진데, 심부전과 만성콩팥병이 있어요. 소변이 안 나와요. 이뇨제를 써볼까요?" 이런 경우라면 환자의 체액량이 너무 많거나, 아니면 너무 부족하거나 둘 중 하나일 가능성이 높은데, 후자라면 이뇨제를 써서 좋을 것이 별로 없다. 체액량이 얼마나 충분한지 판단하는 데에는 이동식 초음파도 나름대로 쓸모가 있지만, 이렇게 체액이 아주 많거나 반대로 아주 부족하거나 둘 중 하나를 감별해야 할 때는 체중의 변화 이력을 확인하고, 폐 소리를 듣고 목 정맥을 확인하며 등과 다리의 피부를 만져보는 일이면 충분할 때가 많다. 입원 전담 전문의 생활을 하면서, 환자 곁에서 시간을 많이 보내본 경험이 있는데, 오히려 혈액 검사나 영상 검사보다 이렇게 환자를 자세히 들여다보는 것이 작은 변화에 좀 더 빠르게 대처하는 데 도움이 되는 것을 느끼기도 했다. 하지만 화려한 바이오마커와 신약, 인공지능 진단기술의 홍수 속에서 병력 청취와 진찰, 임상적 사고와 의사결정 등은 의과대학 또는 수련의, 전공의 교육 과정에서 점점 관심을 받지 못하게 되는 것 같아 아쉽다.

스마트폰을 조작하면 곧 문앞에 음식이 배달되는 시대가 되었지만, 결국 이러한 기술은 '맛있는 요리'라는 아주 오래된 가치를 전달하는 새로운 수단일 뿐이다. 미래에는 진찰이 사라지고 인공지능이 의사를 대체할 것이라는 이야기가 끊임없이 오가지만, 사람의 이야기와 몸에서 나타나는 현상에 기반해 비정형화된 의학적 의사결정을 내려야 하는 진료 과정의 본질은 과거, 현재, 미래에 걸쳐 크게 달라지지 않을 것이다.

07

노쇠를
되돌릴 수 있을까?

늙었다고 웃음이 멎는 것이 아니다. 웃음을 멈추었을 때가 늙은 때인 것이다.

_ 조지 버나드 쇼

앞선 장들에서 우리는 노년내과 외래 진료실과 병동에서 노쇠와 다중이환이 동반된 어르신들을 위해 어떤 의사결정들이 일어나는지를 엿볼 수 있었다. 노쇠가 있다고 포기하고 말 것이 아니라, 사람을 중심에 놓고 병, 노쇠, 기능을 잘 매만지듯 조율하면 최대한 원래 살던 곳에서 독립적인 생활을 영위할 수 있도록 삶의 질을 지킬 수 있으며, 이런 환자 중심 접근법의 기저에는 노인의학적 철학이 깔려 있음을 볼 수 있었다.

지금부터는 긴 시간 누적된 노쇠, 곧 생물학적 나이 자체를 호전시키고, 삶의 질도 개선할 수 있을지에 대하여 지금까지의 연구 결과를 종합하여 생각해보고자 한다.

먼저, 젊음의 샘Fountain of youth 개념의 노화를 되돌리는 방법들, 생물학적 나이를 젊게 만들 수 있다는 치료들이 지금까지 얼마나 연구되었는지를 살펴보자. 이런 개념을 역노화 또는 회춘回春, rejuvenation이라고 한다. 1부에서 이야기한 노화 지연에 대한 연구 결과들은 주로 속도 개념으로서의 노화를 더디게 만드는 것에 초점을 맞추었다면, 지금부터 이야기하는 역노화는 이미 노화가 축적된, 노쇠 상태에서 생물학의 시계를 거꾸로 돌릴 수 있다는 개념이다.

정말 뚱딴지같은 개념이라고 생각할 수 있지만, 동물에서는 몸속의 노화세포를 제거하는 방법으로 실제로 생쥐의 노쇠와 만성질병을 좋게 만드는 데 성공한 연구들이 있다. 베이커Darren J. Baker 그룹에서 유전적으로 빨리 늙는 가속노화 생쥐와 자연노화 생쥐에서 P16Ink4a[16]라는 단백질을 표적으로 노화세포를 선택적으로 제거하는 데 성공했고, 이렇게 노화세포가 제거된 쥐는 다른 쥐들에 비해 근육이 늘고 신체 기능도 좋아졌다. 이런 연구들에 고무된 연구자들은 혈액암의 치료제이기도 한 다사티

---

16 상태가 안 좋은 세포를 노화세포로 만들어버리는 핵심 경로인데, 상태가 안 좋은 세포가 암세포로 변하는 것을 막아주는 경로이기도 하다. 베이커 그룹은 쥐의 P16Ink4a에 특정 물질을 주면 자폭할 수 있는 표지자를 달아서 노쇠가 나타날 때 즈음에 그 물질을 쥐에 주사해, 노화세포를 터뜨려버렸다. 2011년 《네이처》에 나온 이 초기 실험 결과 이후 노화세포를 없애는 전략이 활발히 연구되게 되었다.

닙dasatinib이나 역시 혈액암에서 연구되는 물질인 나비토클랙스navitoclax 등을 이용해서 노화세포를 제거하려는 시도를 하기도 한다. 다사티닙과 폴리페놀의 일종인 퀘르세틴quercetin을 동시에 투여하면 사람에게서 노화세포를 감소시킬 수 있다는 아주 기초적인 임상시험 결과가 있지만, 사람에게서 과연 유의미한 수준으로 노쇠, 만성질환, 신체 기능 저하를 호전시킬 수 있을지는 미지수다. 이렇게 노화세포를 비교적 선택적으로 제거할 수 있는 물질들을 세놀리틱스senolytics라고 부른다.

이외에 항노화 치료라고 해서 실제 사람을 대상으로 줄기세포를 사용하는 방법도 있는데, 이러한 기법들은 사람에게서는 효과와 위험성이 아직 충분히 알려지지 않았다. 성장 호르몬이나 성 호르몬을 보충하는 요법들은 호르몬 부족으로 불편함이 있는 경우에 삶의 질을 향상시킬 수 있다고 알려져 있지만, 실제로 노쇠를 호전시킨다거나 대사 형질을 젊게 만들거나, 노화세포나 염증 지표 등을 개선시킬 수 있다는 증거가 뚜렷하지는 않다. 결국 아직까지 사람에게서 최종적으로 임상적 효과가 입증된, 노화의 시간을 되돌릴 수 있는 역노화 물질은 없는 셈이다.

그렇다면 수명을 연장하지는 못하더라도 적어도 신체 기능과 삶의 질을 유의미하게 호전시키고 대사적 형질을 개선하면서 다른 합병증을 없앨 수는 없을까? 1부에서 살펴본 것처럼 노쇠는 노화의 여러 기전이 얽혀서 수십 년의 시간 동안 축적된 결과이므로 생물학적으로 한두 가지 메커니즘을 조작한다고 해서 순식간에(통상의 임상연구에서 투약 연구가 가능한 기간은 최대 6개월~ 1년 정도다) 되돌려질 가능성은 낮아 보인다.

하지만 수많은 임상 연구를 통해 입증된, 약을 사용하지 않고도 노쇠를 호전시킬 수 있는 방법이 존재한다. 수명 연장의 효과는 미지수고 노화세포가 제거되는지도 알기 어렵지만, 적어도 노화 축적의 결과인 노쇠 정도를 상당 부분 되돌리고, 최대한 독립적으로 일상생활을 영위할 수 있게 해서, 사람들이 생각하는 꿈의 노후인 9988234(99세까지 팔팔하게 살고 2~3일 만에 사망하기)를 실현할 가능성을 높여주는 방법이다. 생물학적 나이로는 5~10년 가까이 젊게 만들어지는 효과가 연구를 통해 알려져 있다.

노쇠를 잘 관리하는 것이 생물학적 나이를 5~10년 젊게 만들며, 노화를 되돌리는 결과라는 설명이 억지라고 생각할 수도 있다. 하지만 지금까지 알려진 연구의 퍼즐을 짜 맞추면 이 주장은 과학적으로 사실일 가능성이 높다. 앞에서도 설명했지만, DNA의 후생유전학적 지형이나 단백체 분석을 통한 생물학적 나이가 노쇠 지수와 아주 잘 맞아들어가는 것이 여러 인구 집단의 연구를 통해 알려져 있다. 공교롭게도 노쇠 지수는 보행 속도나 균형 감각, 하지 근력 등의 신체 기능만으로도 산출이 가능하고, 이 신체 기능 파라미터에 기반해서 산출한 생물학적 나이는 인구 집단의 평균의 숫자 나이를 추종한다. 그런데 이 노쇠 지수와 생물학적 나이를 줄이는 방법이 잘 검증되어 있다는 것이다. 여기서 멈추는 것이 아니라 앞서 역노화 연구를 보여준 대런 베이커와 노화 연구의 대가인 제임스 커클랜드James Kirkland, 네이선 르브라세Nathan LeBrasseur가 모두 참여한 쥐 대상 연구[17]에서 운동을 잘 시키면 노화세포가 제거되는 효과까지 관찰된다.

어떻게 운동으로 노화를 되돌릴 수 있는 것일까? 먼저 노쇠가 생겨나는 과정을 생각해볼 필요가 있다. 활력이 떨어져서 운동량이 줄면 만성질병 관리 상태도 나빠지고, 자연스레 식욕도 떨어져 먹는 양도 줄고, 결과적으로는 근육량도 줄게 된다. 자리에서 일어나면 어지러움을 느끼고, 머리에 안개 낀 것 같은 느낌도 생긴다. 그러다 보니 움직이다 넘어질까 두려움이 들면서 또 활동량이 줄어드는데, 이렇게 연쇄적으로 노쇠가 노쇠를 낳는 현상을 노쇠의 악순환cycle of frailty이라고 한다. 이렇게 악순환의 고리에 일단 진입하게 되면, 2~3년 사이에 근육이 다 빠져버리고 종국에는 스스로 옷을 입고, 씻고, 먹고, 화장실을 이용하는 기능마저 잃어버리게 된다. 이러한 기능을 기본적 일상생활 수행 능력Activities of daily livings이라고 한다. 이런 기능마저 조금씩 잃어버리기 시작하면 수발을 들어주는 사람이 필요해진다.

---

[17] Schafer et al. Exercise prevents diet-induced cellular senescence in adipose tissue. Diabetes. 2017.

도표 2-12 노쇠의 악순환

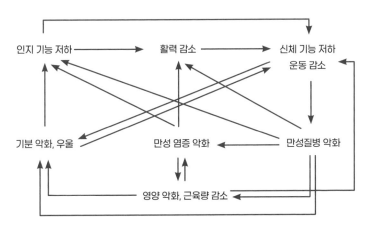

한 번 악순환의 고리에 진입하면 각각의 요소들이 서로를 더 나쁘게 만들며 결론적으로는 기능을 떨어뜨린다.

가족이 돌보아주거나, 또는 장기요양보험 등의 도움으로 방문 간병이나 주간보호 같은 서비스를 받게 된다. 이 악순환이 계속 진행하면, 결국에는 24시간 동안 돌봄이 필요하게 되어 요양원이나 요양병원 신세를 지게 된다.

이 노쇠의 악순환은 1부 [도표 1-8](46쪽 참조)에 나왔던 '현대사회가 가속노화를 부르는 요인들'의 악순환과 상당히 흡사한 모습이다. 그리고 지금까지 사람에게서 효과가 검증된 노쇠 회복 방법들은 결국 이 노쇠의 악순환 고리를 깨는 방법, 이 악순환을 반대로 돌려서 선순환을 만드는 방법에 해당한다.

몇 년 전의 일이다. 서울아산병원 연구진들과 함께 평창 지역에서 노쇠에 대한 노인의학적 다면적 중재를 6개월간 수행하는 프로젝트에 참여한 적이 있다. 이미 어느 정도 노쇠가 있는 독거 어르신들이 대상이었다. 비록 사용할 수 있는 보건·복지 자원이 많지 않더라도, 노쇠의 악순환을 반대로 돌려줄 수 있는 여러 가지 요소들을 지역사회의 특성에 맞게 고안해서 최대한 효율적으로 제공하는 것이 목표였다. 처음에는 평균적으로 의자에서 다섯 번 연속으로 일어나는 검사를 완수하기도 어려웠던 어르신들이었다. 6개월의 프로그램을 통해 '노쇠 표현형'이라는 기준에 의해 노쇠를 가진 비율이 30퍼센트에서 6퍼센트로 감소되기에 이르렀다. 간편 신체 기능 검사(SPPB 검사)의 점수가 평균 7점에서 10점으로 향상되어, 신체 나이로 계산하면 거의 10년이 젊어지는 효과가 있었다. 이 효과는 6개월간의 프로그램이 종료된 이후에도 1년 이상 지속되었다. 나아가 이 서비스는 노쇠의 결과인 장애 발생도 감소시킬 수 있었다.

이렇게 거의 역노화 효과까지 있을 것처럼 믿어지는 방법, 포트폴리오 개념을 적용한 다면적 노쇠 중재 방법은 크게는 영양, 운동, 질병/약, 인지/기분, 사회 자원의 다섯 개 도메인으로 나눌 수 있다. 1부의 말미에서 나온 노화 지연의 포트폴리오 개념과도 비슷하다. 이런 포트폴리오를 이용해서 실제로 생물학적 나이를 어떻게 젊게 만들 수 있을지를 그 요소에 깔려 있는 메커니즘과 함께 조금 더 자세히 살펴보자.

08

신체적 노쇠를 방어하는
다섯 가지 요소

기분이 나쁘다면 가서 걸어라. 기분이 여전히 나쁘다면 다시 한 번 가서 걸어라.

_ 히포크라테스

지금부터는 노쇠를 되돌리기 위한 다면적 노쇠 중재 방법의 요소들과 그 기저에 깔려 있는 메커니즘을 살펴보고자 한다. 아주 회복이 불가능한 말기 상태까지 진입하지 않은 경우라면, 개개인이 처한 상황에 맞추어 잘 적용할 때 실질적이고 유의미한 효과를 볼 수 있고, 타인의 수발이 필요해지는 상황을 상당 기간 지연시킬 수 있다.

포트폴리오식 접근이라는 것은 1부에서 언급했던 것과 비슷하지만, 구체적인 요소와 조정 방법에는 차이가 있다. 가장 큰 차이가 나는 것은 에너지 수지를 어떻게 관리해야 하느냐는 것이다.

도표 2-13 **노쇠 회복을 위한 포트폴리오**

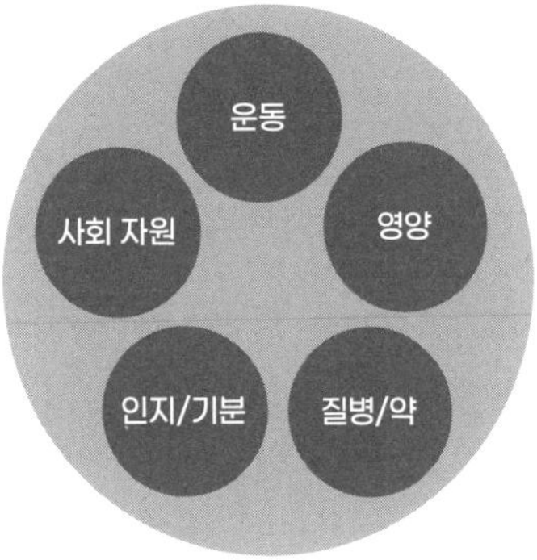

다면 중재 포트폴리오의 첫 번째 요소는 **영양과 단백질**이다. 젊은 성인은 적절한 절식을 해야 한다. 그런데 노쇠를 낮게 하려면 음식을 충분히 먹고 단백질은 그 이상으로 많이 먹어야 한다. 언제, 어떻게 몸이 원하는 에너지 수지가 달라지는 것일까? 과거의 연구에 따르면 젊은 사람들과는 반대로 노인의 경우에는 뚱뚱한 사람이 더 오래 산다. 누적되어온 연구들을 모아보면 대략 60~78세 사이에 우리 몸에 상당한 변화들이 발생한다.

최근 베누아 레알리어Benoit Lehallier 등이 보인 단백체 분석 연구를 보면[18] 사람은 34세, 60세, 78세에 계단식으로 유전자 발현 패턴의 변화를 겪는 것으로 나타난다. 공교롭게도 한국인에게

---

18 Lehallier et al. Undulating changes in human plasma proteome profiles across the lifespan. *Nat Med*. 2019

서 신체 기능 파라미터를 바탕으로 신체 나이(생물학적 나이와 거의 비슷하다)를 만들고, 이 신체 나이를 기준으로 노쇠를 찾아내는 연구를 해보니, 대략 76~77세 정도의 신체 나이가 노쇠의 분기점이 되었다. 사람은 일정 시기가 되면 계단식으로 몸 전체의 특성이 달라지는 듯하다.

이렇게 몸의 특성이 달라지는 시간적 시점이 획일적이지는 않다. 상당 부분은 팔자(유전자)에 달려 있지만, 영국의 UK바이오뱅크와 같은 곳에서 진행한 대규모 연구를 보면 결국 젊어서의 생활습관이 만성질병의 정도를 결정하고, 만성질병 정도가 노쇠 정도를 결정한다는 것이다. 이 책 전체를 꿰뚫는 생활습관(노화 속도)−만성질병−노쇠−기능 저하의 관계가 사람과 모델 동물을 아우르며 다양한 관점에 의해서 교차검증되어 있는 셈이다.

그런데 왜 하필 노인이 되면 단백질을 많이 먹어야 한다는 것일까? 지난 30년 동안 먹는 단백질이 얼마나 근육으로 들어가는지를 확인하기 위해, 근육 단백질 합성과 분해 속도를 실시간으로 정밀하게 측정해보는 연구들이 젊은 성인과 노인을 대상으로 수차례 진행되었다. 사람의 근육이 입으로 섭취한 단백질을 근섬유로 합성해가는 속도를 실시간으로 분석 연구한 결과, 여러 가지 생화학적·생리학적 변화에 의해 대략 70세 정도가 되면 근력 운동을 했을 때 근육이 불어나는 자극이 젊은 성인에 비해 현저히 떨어지게 된다는 것을 알게 되었다. 또한 노인

도표 2-14 근감소증의 핵심 메커니즘인 동화저항

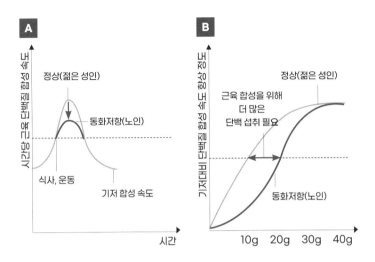

(A) 식사나 운동을 하면 근육 단백질 합성 속도가 기저치에서 오르며, 유의미하게 근육이 커지게 된다. (B) 유의미한 근육 합성을 위해서는 동화저항이 있는 사람의 경우 더 많은 양의 단백질을 먹어야 한다.

이 운동을 해서 근육을 불어나게 하려면 필수 아미노산[19]들과 그중에서도 특히 류신이라는 아미노산이 많이 필요하다는 것을 알게 되었다. 이런 현상을 동화저항anabolic resistance이라고 한다([도표 2-14] 참조).

---

19 먹어서 섭취해야만 하는 아미노산들로 발린, 류신, 아이소류신, 메싸이오닌, 트레오닌, 라이신, 페닐알라닌, 트립토판의 8가지 종류가 있다.

2021년부터는 우리나라에서도 질병으로 간주되고 있는 근감소증은 노쇠에서 근육량이 감소되고, 근력이 떨어지거나 신체 기능이 떨어지는 현상을 떼어낸 의학적 개념이다. 질병으로 간주되고 코드를 부여받았다는 말은 제약회사를 비롯한 산업이 진단, 치료, 신약 개발의 대상으로 이 개념을 간주하기 시작했다는 것을 의미한다. 80세가 넘으면 인구의 50퍼센트에 가까운 사람들이 근감소증을 갖게 되는데, 근감소증이 있는 사람들의 경우 낙상이나 사망, 요양기관 입소를 겪을 가능성이 훨씬 높게 나타난다. 노쇠와 거의 겹치는 개념이므로 아주 당연한 귀결이며, 이러한 사회적 의미로 전 세계적으로 근감소증은 지난 몇 년에 걸쳐 의료화되어가고 있다. 그런데 근감소증의 가장 직접적인 메커니즘이 바로 동화저항이다.

동화저항은 노화의 결과이다 보니 한 가지 분자적 기전에 따른다기보다는 앞선 장에서 이야기한 섬망의 사례에서처럼 노화와 질병에 따른 몸속의 변화들이 쌓이고 쌓인 총합에 가깝다. 인슐린 저항성, 만성 염증과 스트레스, 혈관 노화, 만성적 운동 감소 등이 더해진 것이다. 그렇다 보니 근육 합성, 분해와 연관이 있는 단일 분자적 기전을 표적으로 삼는 여러 신약 후보 물질들이 지금까지 개발되어왔지만, 사람에게서 실질적인 신체 기능 향상을 보여준 사례는 없다. 이 책 내내 반복되는 이야기인데 노화와 노쇠를 공부하다 보면 고통 없이, 혹은 빠르고 쉽게 해결되는 게 정말 하나도 없다.

지난 수년간 단백질이 근육에 좋다는 이야기가 많이 나오면서 단백질을 마케팅 콘셉트로 한 여러 제품들이 시중에 많이 등장했다. 단백질을 먹어서 도움이 될 수 있는 것이 바로 이 동화저항 현상이다. 마케팅만 듣고 보면 단백질 제품을 먹으면 좋을 것처럼 보인다. 하지만 지금까지 연구를 통해 알려진 것들을 종합했을 때, 몇 가지 생각해볼 만한 부분들이 있다.

먼저 동화저항이 없는 젊은 보통 사람은 근감소증을 예방하기 위한 목적으로 단백질을 먹어봐야 별로 얻을 것이 없다. 1부에서 나이가 들고 노쇠가 온 다음에 살을 빼고 절식을 하려고 해봐야 몸에 해만 된다고 언급했는데, 반대로 동화저항이 없는 젊은 사람이 단백질, 특히 동화저항에 좋은 류신을 많이 섭취한다면 엠토르mTOR를 활성화시켜서 대사적 스트레스를 주고 몸속의 노화 속도를 가속시킬 수도 있다. 다행히도 쥐에 과량의 아미노산을 투여한 가속노화 실험 결과를 사람에서 재연할 만큼, 이렇게 해가 될 정도로 많이 먹기는 현실적으로 힘이 들고, 돈도 많이 든다. 게다가 젊은 스포츠 선수들을 대상으로 수행한 연구들을 종합해봐도, 건강한 사람이 단백질을 과량 섭취한다고 해서 근육 기능을 유의미하게 늘일 수 있다는 증거는 충분치 않다. 사람에서 동화저항을 진료실 수준에서 쉽게 측정할 수 있는 방법이 아직은 없지만, 대략적으로 60대부터는 단백질을 늘려가는 것이 도움이 될 것으로 보인다. 이렇게 사람에게서는 '시간'이라는 변수를 늘 고려하는 것이 중요하다.

또한 시중의 제품들이 대부분 고단백을 표방하지만 약간의 단백을 첨가했을 뿐 사실은 단순당이 많이 들어 있는 것들도 있다. 하루 권장량으로 계산해보면 단백 보충 효과보다 단순당 섭취 효과가 훨씬 두드러지는데도 고단백 제품으로 마케팅되는 경우도 있다. 마지막으로 동화저항을 개선할 수 있다고 임상 연구를 통해 알려진 단백질의 양을 얼추 맞추면, 맛이 별로 없을 뿐더러 원가가 많이 들기에 상품화 자체가 어렵다. 이래저래 식품을 위주로 섭취하는 게 낫다는 생각이 든다.

알려진 증거들을 모아볼 때 동화저항이 생기면, 대략 60세 이상의 경우 하루에 체중 1킬로그램당 1.2그램 정도의 단백질을 먹어주는 것이 근육의 양과 기능 유지에 도움이 된다. 식사를 통해 섭취하는 것이 가장 좋은데, 체중이 50킬로그램인 사람이 한국인의 평균적인 식사보다 하루에 달걀 2~3개나 두부 반 모, 또는 우유나 두유 두 컵 정도 분량의 단백질을 더 먹어주면 목표량을 어느 정도 달성할 수 있다.

그리고 이렇게 충분히 단백질을 먹어주려면 결국에는 자신의 식욕보다 더 잘 먹어야 한다는 이야기가 되기도 한다. 병, 약, 혀에 있는 미뢰의 감소, 후각 기능의 저하가 겹쳐서 식욕이 떨어지는 사람이 항상 음식을 푸짐하게 먹는 일은 노력이 필요한 일이다. 그래서 나는 일단 절대적으로 더 먹어야 하는 상황이라면, 젊었을 때 피하던 조미료나 단순당의 도움을 받아서라도 충분히 먹어야 한다고 생각한다. 앞선 장에서 사람 중심 돌봄 4M

개념의 'What Matter'에서도 언급한 바 있다. 맛도 잘 못 느끼고 여러 약 때문에 입맛이 없고, 속이 메스꺼운 사람에게 무색, 무미, 무취에 가까운 환자식을 열심히 잘 드시라고 하는 것은 가혹한 처사다.

다만 운동을 같이 하지 않고 단백질만 먹는 것은 그리 큰 도움이 되지 않는다. 단백질 섭취와 관련된 숱한 사람 대상 연구의 효과 크기를 모은 메타분석 결과들을 볼 때, 운동이 동반되지 않은 상태로 단백질을 먹는 행위만으로 신체 기능이나 노쇠가 좋아지지는 않는다.

그래서 두 번째 요소인 **운동**을 챙겨주어야 한다. 나는 진료실에 처음 오시는 환자분들께는 "운동은 어떻게 하고 계세요?"라고 꼭 여쭌다. 대부분의 대답은 하루에 30분~1시간 정도 걷거나 실내 자전거를 타신다는 것이다. 안 걷는 것보다는 훨씬 낫다. 그런데 노쇠의 진행을 거꾸로 뒤집기 위해서는 걷기만으로는 충분하지 않다. 추가로 근력 운동을 더 많이 해주어야 한다. 평생 하는 근력 운동의 중요성과 방법에 대해서는 정선근의 《백년운동》이나 김헌경의 《근육이 연금보다 강하다》 등을 더 읽는 것도 도움이 될 것이다.

안타까운 점은 아직은 근육을 잘 관리해서 신체 기능 저하로 수발이 필요해지는 상황을 막아야 하는, 일종의 노쇠 전 단계에 해당하는 65세 이상의 사람들이 쉽게 이용할 만한 상업적·비상업적 서비스가 흔치 않다는 것이다. 대부분은 젊고 건강한 사람들이 자신의 체형을 관리하고자 이용하는 피트니스 클럽이나 신경학적 혹은 근골격계적 문제로 장애가 발생한 사람들을 위한 재활치료 공간이 존재할 뿐이다. 재활의학과에 가기엔 너무 튼튼하고(재활치료사가 해줄 것이 없고), 헬스장에 가기엔 운동하다가 오히려 다칠까 두려운, 회색 지대에 계시는 분들이 이용할 만한 시설이 별로 없다. 그러나 앞으로는 재활의학과 체육 영역이 좌우로 영역을 차츰 넓히게 될 것으로 예상한다.

여기서 다루고자 하는 운동은 최소한의 '생존 운동'에 가깝다. 이 책이 노화와 노쇠에 대한 생각의 관점을 논하는 책이기에 운동 종류까지 언급하는 것은 범위를 벗어나는 듯 느껴지기도 한다. 아직까지 어떤 근력 운동 동작이 가장 '가성비'가 좋은지는 연구를 통해서 알려진 바가 별로 없는데, 음식과 운동 두 가지 무기로, 거의 침대에 누워서 지내는 어르신들이 일상생활을 되찾는 것을 보아온 경험으로는, 실천하기 쉽고 누구나 따라할 수 있는 단순한 것이면서 다리, 엉덩이와 몸 중심core에 좋은 복합 근력 운동이 가장 나아 보인다. 여기서 소개하는 두 가지 운동은 [도표 2-15]에 '마땅한 서비스가 없음' 영역 중에서 어느 정도 노쇠가 진행된 분들에게 추천하는 것이다.

여러 가지 개별 근육 운동을 돌아가며 하는 것보다 쉽고 빠르고 덜 지루하다. 침대에서도 할 수 있는 브리지 운동이 기본이다. 목표는 하루에 3세트(식후 30분~1시간 후를 특별히 추천한다), 한 세트에 10개로 시작해서 잘 되면 30개 이상으로도 늘려볼

도표 2-15 65세 이상 인구에서 신체 기능 점수에 따른 노쇠 정도와 가용한 신체 기능 서비스

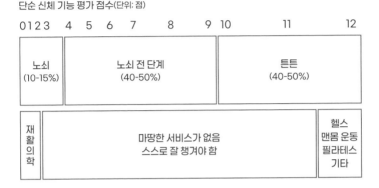

단순 신체 기능 평가 점수(단위: 점)

기능 저하(=장애)가 생긴 사람은 재활의학이 담당하고 있고, 아주 건강한 사람들을 대상으로는 상업적으로 이용 가능한 많은 스포츠 관련 활동들이 존재한다. 인구 분율(퍼센트)은 개념적 의미로만 받아들이면 된다. 인구 집단에 따라 크게 달라질 수 있기 때문이다. 예를 들어서 경제적으로 유복한 도시 지역에서 자가에 거주하는 65세 이상 인구라면 대부분이 단순 신체 기능 평가 점수 만점을 받는다.

수 있다. 의자에서 스스로 한 번도 못 일어나는 상황이라면 브리지 자세로 한 번도 제대로 완수가 안 될 가능성이 있는데, 자세를 잡고 하나를 성공하는 노력만 해도 된다. 노쇠와 다중이환에 꼭 따라오는 변비와 요실금에도 좋다.

스쿼트는 의자에서 앉았다 일어서는 동작으로 해도 된다. 손동작은 크게 상관없다. 역시 식후에 하루 3세트, 한 세트에 10개로 시작해서 30개 이상으로 늘려본다. 지치고 힘들어서 그만두고 싶을 때까지 하면 된다. 맨몸 스쿼트가 별것 아니어 보이지만, 횟수를 늘리면 젊은 사람도 몸을 조각하는 수준까지 운

도표 2-16 생존을 위한 복합 근력 운동 두 가지

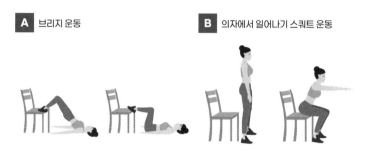

A 브리지 운동   **B** 의자에서 일어나기 스쿼트 운동

브리지 운동의 경우 의자 없이 맨바닥에서 해도 무관하다. 자신의 신체 기능 상태에 맞게 조절하면 된다.

동 효과를 낼 수 있다.

안전성과 효율성 측면에서 브리지와 의자 스쿼트보다 나은 운동은 별로 없을 듯하다. 이 두 가지가 되는 단계가 되면, 플랭크나 팔굽혀펴기, 거꾸로 팔굽혀펴기 등을 추가하면 된다. 맨몸 전신 근력 운동은 좋은 영상들이 유튜브나 인터넷에 많이 올라와 있다.

세 번째 요소는 **병과 약**이다. 이미 몸속에 생겨 있는 만성질환을 잘 찾아내어 관리할 수 있는 것을 잘 관리해주는 것은 기본이다. 노쇠가 진행되어 심한 쇠약을 호소로 병원을 찾은 어르신들을 진찰해보면 그동안 모르고 살았던 병들을 자주 발견한다. 그렇다고 모든 병을 젊은 성인에 준해서 요리책 보듯 일괄적인 치료 목표에 맞춰서 치료할 수도 없다. 앞선 장에서 이야기한 것처럼, 노쇠와 다중이환이 섞여 있는 상황에서 이어폰 줄을 풀어내듯 적정선을 찾고 우선순위를 정해서 치료 목표를 정해야 한다. 숨겨진 처방 연쇄나 잠재적 노인 부적절 약물을 찾아내어 조정해보는 노력도 필요하다. 의료 제도의 한계 탓에 아직 주치의는 없고 노인병 의사는 드물기에, 어느 정도는 환자와 가족이 스스로 책임자 역할을 해야 한다. 알고 있는 병의 목록과 먹고 있는 약의 목록을 일목요연하게 정리해놓으면 좋다. 사이트가 사용하기 어렵게 되어 있지만, 건강보험심사평가원의 '내가 먹는 약 한눈에' 서비스를 활용해볼 수도 있다. 새로운 약을 처방받게 되거나 새로운 병·의원을 방문하게 되었을 때 이 목록을 의료진에게 참고 자료로 보여주는 것도 한 가지 방법이다. 의사들이 너무 바쁘고, 노인의학은 생소하며, 또 다른 의료진이 처방한 약까지 점검하기는 어려운 현실이라, 이렇게 이야기하기가 조심스러운 부분도 있다.

인지와 기분은 따로 빼서 네 번째 요소를 만들었다. 치매나 우울증은 그 자체로 노쇠와 돌봄 필요의 원인이 되는 중요한 요소이기도 하다. 여타 만성질환의 의학적 관리가 점점 일반화되고 있기에, 앞으로는 원천적(병인론적) 치료 방법이 존재하지 않는 치매가 장기적인 요양 서비스를 요구하는 가장 중요한 원인이 될 것이다. 2020년 기준 이미 우리나라 65세 이상 인구의 약 10퍼센트가 치매를 앓고 있다. 인지 기능과 기분은 운동이나 영양 개선, 만성질환 관리와 약제 조절로 상당히 개선될 수 있는 영역이다. 노쇠의 악순환을 거꾸로 풀다 보면 같이 좋아지는 부분이기도 하다. 반대로 치매나 우울증이 동반되어 있으면, 영양이나 운동과 같은 중재의 효과를 보기가 무척 어렵다. 그래서 인지 기능 검사와 우울증에 대한 선별검사나 빠른 치료가 도움이 된다. '치매국가책임제' 정책으로 치매가 일단 확인되면 활용할 수 있는 여러 자원이 늘어나는 추세이며, 치매에 대한 통합적 서비스를 담당하는 치매안심센터의 역할도 앞으로 지속적으로 강화될 것으로 보인다.

다섯 번째 요소인 **사회적 자원**은 1부에서 언급했듯 나의 자산+ 가족 + 사회복지 시스템 등을 말한다. 기본적으로 사회적 자원이 부족하면 노쇠 개선 포트폴리오의 다른 요소들이 좋아지기가 어렵다. 이미 노쇠가 동반된 노인이라면 돈, 가족, 사회복지 시스템 중에서 개선해볼 수 있는 요소는 사회복지 시스템뿐이다. 과거에는 정부의 역할은 거의 없었지만, 다산多産이 기본이었기에 자녀 세대가 이전소득과 기능적 돌봄을 모두 담당해왔다. 시대가 바뀌며 핵가족화로 점차 생물학적 자녀의 역할이 줄어들게 되고, 익명의 자녀 세대 집단이 낸 세금과 연금보험료를 이용한 다양한 복지 및 보건 서비스를 누리게 되었다. 2020년 현재 노인 빈곤율은 우리나라가 OECD 국가 중 1위로, 결국 정부의 역할이 중요해졌다. 기초노령연금, 노령연금(국민연금), 장기요양보험이 그 근간을 이룬다. 이외에도 현재 노인이 이용할 수 있는 복지 서비스는 아주 산발적이고 분절적으로 만들어져 있는데, 그 종류가 수백 가지에 달한다.[20] 문제는 이러한 서비스들이 알아서 도움이 필요한 사람을 찾아오지 않는다는 것이다. 사례 탐색이나 돌봄 코디네이션 등이 제대로 안 된 상태로 복지 제도들이 만들어져서 개별적으로 돌아가고 있는 상황에 가깝다. 결국 지금은 개인이 잘 찾고, 지자체의 문을 먼저 두드려 도움을 받는 수밖에 없다. 아직 자리를 잡지 못한 지역사회통합돌봄의 한계를 극복하기 위한 사람 중심의 개선된 복지 모델이 필요하다. 내가 연구원으로 참여했던 평창 지역의 연구에서는 대상자 수가 그리 많지 않으며, 지자체에서 대상 인구의 소득이나 거주 환경, 가족 현황 등을 파악하고 있는 상태였기에 사회복지 서비스의 필요성을 알아내서 부족한 부분들을 채워줄 수 있었지만 아직 그렇지 못한 지자체가 더 많다. 걱정되는 점은 지금부터는 시스템을 개선할 수 있는 속도보다 노쇠한 노인 인구가 늘어나는 속도가 더 빠를 것이라는 점이다.

이런 다섯 가지 요소를 고려하면서 노쇠를 중재하면 5~10년에 가까운 신체 기능 호전을 가져올 수가 있다. 그렇다 하더라도 결국 사람은 질병과 노쇠의 축적으로 죽음을 맞이한다. 그

---

20 지자체별로 가용한 서비스가 다른데, 예를 들어 통합재가급여, 주간활동 서비스, 아동·외출 지원, 주거 환경 개선, 가정형 호스피스, 정신건강 사례 관리 등등 목록이 끝이 없다.

과정에서 어느 시점이 되면 사람의 삶에 질병 자체보다는 돌봄의 요소가 차지하는 비중이 커지기 시작한다. 질병과 노쇠는 신체 기능을 잃게 만들고, 결국에는 돌봄이 필요한 장애로 이어지게 되는 것이다.

09

노쇠의 끝과
연명 의료

(의사는) 때로는 완치시키고, 종종 치료하고, 늘 편안하게 해준다.

_ 히포크라테스

올해 92세인 F 할아버지는 요양병원에 입원한 지 3년이 되었다. 누운 상태로 지내시며 치매를 오랫동안 앓고 계셔서 의사소통이 불가능했고, 음식을 삼킬 수 없어 콧줄로 미음을 공급받고 있었다. 누워 지내다 보니 엉덩이에 주먹만 한 욕창이 생겨 잘 낫지 않고 있었지만 다행히 뼈가 드러나는 정도는 아니었다. 그러던 어느 날 가래가 늘더니 열이 나기 시작했다. 폐렴에 준해 항생제가 투여되었지만, 이틀 뒤부터는 산소 수치가 떨어지고 맥박이 빨라지기 시작했다. 당직 의사는 가족과 상의해서 F 할아버지를 구급차로 20분 떨어진 종합병원 응급실로 급히 보냈다.

산소마스크를 쓰고 응급실로 들어온 할아버지의 산소포화도는 80퍼센트가 채 되지 않았고 혈압도 70/40mmHg 밖에 되지 않았다. 급히 연락을 받고 할아버지의 아들이 응급실로 오고 있었다. 전화통화를 해보니 부랴부랴 집에서 출발한 아들은 경황이 없었다. POCT[21]로 동맥혈 가스 검사를 확인해보니 호흡부전으로 곧 심정지가 올 가능성도 배제할 수 없는 상황이었다. 응급의학과 의사는 곧바로 기도 삽관술을 진행하고 인공호흡기를 연결했다. 인공호흡기 덕에 할아버지의 호흡은 안정됐다. 수액과 광범위 항생제, 승압제(혈압을 올리는 약)를 투여하고, 할아버지를 중환자실로 옮겼다.

일주일 후 혈액 검사 수치가 나아지고, 인공호흡기 요구량이 줄어들어 중환자실 전담의는 인공호흡기를 뗄 준비를 했다. 하지만 원래도 비쩍 말라 근육이 거의 없었던 할아버지는 그 사이 더 쇠약해졌고, 호흡 근력이 너무 약해 인공호흡기를 완전히 벗어날 수가 없는 상황이었다. F 할아버지는 결국 중환자실을 벗어날 준비를 위해 기관절개술을 받고 소형 이동식 인공호흡기가 마련된 일반 병실로 옮겨졌다.

중환자실에서 치료를 받느라 더 쇠약해진 할아버지의 검사 수치는 이후 일주일간 서서히 호전을 보였지만 쇠약해진 상태

---

21 현장검사(POCT, point-of-care test), 환자가 있는 곳에서 곧바로 사전에 준비된 키트를 이용해 빠르게 검사하는 방법

는 그대로 남아, 결국 인공호흡기를 달고 요양병원으로 돌아갔다. 하지만 한 달 뒤 다시 가래가 끓어오르며 혈압이 떨어지기 시작한 할아버지는 구급차를 타고 또다시 종합병원 응급실을 찾았다.

요양병원과 종합병원을 오가는 F 할아버지의 이야기는 오늘도 어느 병원 응급실에서 반복되고 있을 것이다. 하지만 F 할아버지의 경과는 가족과 의료진 모두에게 많은 고민을 준다. 어디까지가 필요한 돌봄이고 어디부터는 무의미한 연명 치료인 것일까? F 할아버지는 기도 삽관이 필요했던 것일까? 기관 절개는 했어야 하는 걸까? 아니, 애초에 그날 저녁 응급실로 F 할아버지를 모시고 오는 것이 옳았을까? 그날 응급실로 모시고 오지 않았더라면 할아버지는 더 편안한 임종을 맞이할 수 있었을까?

통상적으로 성공적인 노년은 가급적 누군가의 도움을 받지 않고 원래 자신이 살던 곳에서 말년까지 독립적인 일상생활을 누리는 것을 의미한다([도표 2-17] A). 이와 같은 틀을 이용해 어느 정도의 사람들이 사망에 이르는 여러 가지 기능적 경로를 따르는지를 약 20년 전에 미국의 준 루니June R. Lunney가 보인 적이 있다.[22]([도표 2-17] B). 80세 미만에 사망하면서 사망하기 전 1년간 2,000달러 이하의 의료비를 지출한 경우를 급사로 분류하였고, 사망 전 1년 동안 두 차례 이상 암 진단으로 청구된 이력이 있을 경우 암으로, 사망 전 1년 동안 입원 또는 응급실 주진단으로 심부전이나 만성 폐쇄성 폐질환이 붙은 경우는 만성

도표 2-17 사람마다 다른 기능 저하의 경로

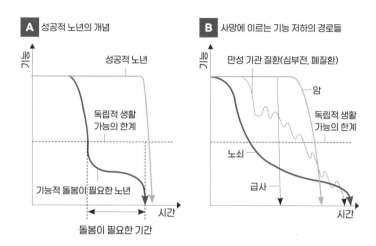

(A) 노인의학자들은 기능적 돌봄이 필요한 기간이 짧고, 가급적 독립적인 생활을 오래 영위하는 것을 성공적 노년으로 간주한다. (B) 사망에 이르는 기능 저하의 네 가지 경로들. 루니 등의 연구에서 착안해 다시 그렸다.

기관 질환으로 정의했다. 생애 마지막 해에 섬망, 치매, 파킨슨병, 폐렴, 요실금, 탈수, 다리의 봉와직염, 실신으로 주진단이 붙은 경우를 노쇠로 정의했다. 마지막으로 어디에도 해당하지 않으면 기타 카테고리에 분류했다. 이렇게 정의했을 때 7퍼센트가 급사, 22퍼센트가 암, 16퍼센트가 만성 기관 질환, 47퍼센

---

22 준 루니가 미국 노인을 위한 국가 의료보험 체계인 메디케어(Medicare)의 1990년대 자료를 분석해서 2002년에 《미국노인병학회지(Journal of American Geriatric Society)》에 보고했다.

트가 노쇠로 분류되었다. 노쇠로 분류된 이들 중 52퍼센트는 요양원을 이용한 이력이 있었다.

빠르게 기능이 나빠지는 주요 질병에 의한 기능 저하의 경로에 비해, 노쇠가 생긴 사람들에서는 [도표 2-17]의 B처럼 결국에는 독립적 일상생활이 어려울 정도로 기능이 떨어졌어도 주요 활력 징후를 담당하는 장기들은 비교적 건강이 유지되고 있어 요양병원이나 요양원 등 요양기관에 들어가 상당한 시간을 보낼 가능성이 높다. 실제로 우리나라의 한 요양병원의 통계를 보면 사망한 노년 환자들의 평균 재원 기간은 700일이 넘었다.[23] 국민건강보험공단이 제출한 '2018년 65세 이상 사망자 중 시도별 요양병원·요양원 평균 재원 기간 현황' 자료에서는, 65세 이상인 사람 한 명이 사망 전 요양병원에서 평균 460일, 요양원에서 904일(둘을 합치면 평균 707일)을 기거한다는 조사결과를 보였다.

어르신들의 노쇠가 변화되는 과정을 연구하며 느끼는 점 하나는, 다행히도(?) 암이나 만성 기관 질환, 급사를 면한 채 상당한 정도로 노쇠한 어르신들에서는 질병과 약의 중요도가 차츰 다른 요소(예를 들어 영양 상태, 기분, 운동, 사회적 요소)의 중요도에

---

23 국내의 요양병원에 재원중인 환자는 거의 대부분 이미 노쇠가 있는 것으로 간주할 수 있다.

비해 상대적으로 줄어든다는 점이다. 이런 현상 때문에 의과대학과 수련의 과정을 거치며 사람의 질병을 객관적으로 들여다보고 의사결정을 내리도록 교육받은(그러나 노인의학이 생소한) 의사들의 입장에서는 질병의 범주에 속하지 않는 다른 요소들의 비중이 커진, 노쇠한 어르신들이 젊은 성인과 어떻게 다른지가 쉽사리 와닿지 않는 것이 당연하기도 하다.

그러다 보니 F 할아버지의 폐렴을 젊은 성인에게 생긴 급성 폐렴과 동일하게 접근하게 된다. 환자의 호흡 양상과 아슬아슬한 검사 결과를 인지하는 순간 거의 반사적으로 기도 삽관을 진행하는 것이다. 환자의 전원 소견서를 보았을 때 암 진단명이 맨 윗줄에 쓰여 있지 않다면, 응급실 의사가 그 급박한 순간에 연명 치료에 대해 고민하거나 가족과 논의를 하기는 쉽지 않다.

천천히 기능 저하가 진행되며 임종이 가까워지는 동안, 점차 기저질환이나 새로 발생한 급성 질환에 대한 적극적 치료가 환자에게 줄 수 있는 이익의 정도는 줄어든다. 그러나 암과 같이 말기 상태가 비교적 명확하게 드러나고 남은 시간을 어느 정도 예측할 수 있는 병에 걸린 환자에 비해 노쇠의 경과를 밟는 어르신들에서는 대체 언제가 말기 상태인지, 언제부터 연명 치료를 유보하는 것이 좋을지를 가족이나 의료진이 평가하는 것은 쉽지 않은 것이 사실이다. 그렇다 보니 많은 경우에 노쇠한 어르신들은 자의에 반하는 여러 가지 연명 치료를 받다가 임종하는 경과를 겪고 있다. 국민건강보험공단의 연구 「장기요양 인정자의 사망 전 의료 및 요양 서비스 이용 양상 분석」에 따르면 우리나라에서 장기요양보험 인정자의 등급 인정 후 사망까지 소요 시간은 평균 516.2일이었다. 같은 연구에서 1인당 평균 총 급여비(건강보험+장기요양보험)는 사망 전 12개월보다 사망 전 1개월에 세 배 이상 높았고, 사망 전 1개월간 31.8퍼센트가 연명 치료에 해당하는 치료를 받았다.[24] 연구에서는 연명 치료로 중환자실 이용, 심폐소생술, 인공호흡, 혈액투석, 수혈, 인공적 영양 공급 등을 포함했다. 노인실태조사에서 65세 이상 인구의 90퍼센트 가량이 연명 치료에 반대하고 있는 것과는 사뭇 다른 결과다. 상당수의 경우에서는 연명 치료를 반대하고자 하는 뜻이 있었을 것임에도 이런 정황상의 이유로 연명 치료를 받았을 수도 있다.

과거에는 집안에 어른이 암을 진단받으면, 진단되었다는 사실조차도 가족들이 알려주지 않고, 마지막까지 숨기며 어색한 비밀 유지가 이루어지다가 정작 당사자인 어르신은 영문도 모른 채 생의 마감을 중환자실에서 외롭게 하게 되는 경우가 흔했다. 일찌감치 병의 예상되는 결과에 대해 서로 터놓고 이야기하고, 완화 의료의 개념 또한 널리 알려지며, 사전 연명 의료 의

24　한은정 등, 「장기요양 인정자의 사망 전 의료 및 요양 서비스 이용 양상 분석」, 《한국사회정책》, 2018.

향서와 호스피스 돌봄에 대한 논의를 너무 늦기 전에 하는 것이 흔해진 지금은 상상하기 어려운 풍경이다.

이와 비교하면 노쇠가 많이 진행한 어르신들의 연명 의료에 대한 논의는 아직도 시작 단계다. 결국은 노쇠의 궤적을 따라 사망하거나 치매를 진단받는 인구가 빠르게 늘어나는 추세다. 기능적 돌봄이 필요하고 노쇠가 상당히 진행된 어르신에게서 인공호흡기나 체외순환보조장치 같은 급성기의 연명 치료만 논의가 필요한 것이 아니다. 많은 경우에 연하 기능이 떨어지고 기도 흡인이 우려되어 비위관이나 위루를 이용한 경장영양이 필요한 상황이 발생한다. 미국에서는 중증 치매에서 기본적으로 경장영양 등 인공적 영양 공급에 의한 연명 치료는 추천하지 않고 있지만, 먹는 것을 중시하는 한국의 정서상 이와 같은 논의는 상당히 어려울 수밖에 없다. 이정도 상황까지 진행했을 때, 치매의 증상을 조절하기 위한 약제나 동반된 만성질환을 치료(?)하기 위한 약들을 언제까지 사용해야 할지도 고민되는 부분이다. 요양병원에서 근무한 동료의 경험에 따르면 이미 말기 노쇠 상태라 도움보다는 해가 될 만한, 오래전부터 드시던 여러 약들을 줄여나가는 데에도 환자의 가족들이 반발하는 경우가 흔하다고 한다.

이처럼 천천히 이곳저곳의 기능이 하나하나 꺼져가는 노쇠한 어르신들에 관한 연명 치료 의사결정은 상당히 다층적이고 복잡한 면이 많다. 게다가 아직까지는 연명 치료의 논의가 암과 같은 악성 종양에 집중되어 있어, 노쇠 진행 상황에 따른 연명 치료 이야기를 하는 것 자체를 생소하게 생각하는 사람들도 있다. 앞으로는 과연 어떤 상황에서 어느 정도까지의 치료가 윤리적이며 또한 환자와 가족의 삶의 질을 향상시킬 수 있는지에 대해서 사회적 논의가 보다 많이 필요하다.

2부에서는 노화의 축적 결과인 질병과 노쇠가 발생하게 되면, 젊은 성인에게서는 잘 작동하는 개별 질병 중심의 표준적인 진료 체계가 잘 작동하지 않음을 확인할 수 있었으며, 전체적인 의학적 문제 목록과 기능적 도메인을 고려해서 치료 방침을 수립할 필요가 있음을 여러 가지 사례와 개념을 통해 확인했다. 또한 노쇠가 이미 발생하더라도 노인의학적 접근 방법에 의해 상당히 큰 폭으로 되돌릴 수 있음을 알 수 있었다. 그리고 마지막으로, 노쇠의 진행에 따라 점차 사람이 살아가는 데 있어서 질병보다는 기능적인 돌봄 요구의 중요성이 상대적으로 높아지며, 이러한 이행에 따라 탈처방이나 연명 의료와 관련된 의사결정에 어려움이 따를 수도 있음을 확인하였다.

3부에서는 노인의학의 세계로부터 시각을 확대해 우리 사회의 인구 고령화와 저출산을 둘러싼 여러 사회적·경제적 이슈들을 노화와 노쇠의 개념으로 해석해볼 것이다. 또한 이러한 사고 틀을 통해서 지금까지도 많은 사람들이 두려워하는 인구 고령화의 진행을 오히려 지속가능한 미래를 위한 기회로 만들기 위한 방안들을 모색하고자 한다.

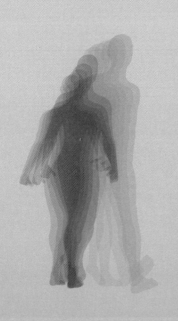

3부

사회 · 초고령 사회의 지속가능한 미래

01

누가
노인일까?

노년은 인생이라는 거대한 연극의 마지막 장이다.

_ 키케로, 《노년에 대하여》

사람들에게 스스로를 노인의학을 전공으로 하는 노인병 의사라고 소개하면, 주로 두 가지 질문을 받는다. 첫째는 대체 노인병 의사가 무엇을 하는 사람이냐는 질문이다. "대체로 병원을 찾는 사람 중 나이가 많지 않은 사람이 별로 없는데, 그렇다면 네가 그 많은 사람들을 죄다 볼 수 있느냐. 혹, 그렇다면 전문성이 전혀 없는 것 아니냐. 내 진료실에 오는 사람도 다 노인이다"와 같은 이야기들이다. 아직까지 대부분의 사람들이 가지는 인식이 이 정도다. 이 책을 여기까지 읽어온 독자라면 이제 이 질문에 대답할 수 있을 것이다. 노인병 의사는 환자의 숫자 나이만 보는 것이 아니라, 생물학적 나이와 노쇠 정도를

보고, 젊은 성인과는 다른 방식으로 나타나는 섬망과 같은 질환들의 원인을 잘 들여다볼 수 있으며, 사람의 전체적인 병과 기능 요소를 고려해서, 여러 개의 병을 가지고 있다 하더라도 삶의 질이 높은 노후를 보낼 수 있게 도와주는 일을 하는 사람들이다.

두 번째로 흔한 질문은 "넌 대체 노인병 의사를 왜 선택했느냐"는 것이다. 그에 대한 내 대답은 "어려운 문제 푸는 일이 재미있어서"다. 앞서 소개한 노인의학적 개념들, 약과 질병, 기능, 댐과 낙타 등을 이해하고 나면 A씨 사례(124쪽 참조)와 같은 환자들을 만났을 때 무척 큰 보람을 느낀다. 미국이나 영국의 조사 결과를 보면 노인병 전문의는 전공의 과정을 하지 않은 일반의보다 못한 평균 급여에도 불구하고 주관적으로 느끼는 직업 만족도가 높고, 또 많은 보람을 느끼고 있다.

사실 이 이야기를 꺼낸 이유는 과연 '노인'이라는 개념이 무엇을 지칭하는지, 그리고 어떻게 정의해야 하는지에 대해서 천착하기 위해서다. 앞선 첫 번째와 두 번째 질문을 던진 사람의 머릿속에 있는 '노인'은 우리 사회가 지정한 '65세 이상인 사람'을 뜻할 것이다. 그리고 "내 외래에 오는 사람도 다 노인이다. 아무 문제없다"라고 이야기하는 사람의 경우는 다음의 셋 중 하나일 가능성이 높다. 첫째, (희망컨대) 질문자가 노인의학적 개념을 염두에 두고 노쇠와 다중이환이 혼재된 어르신들을 자세히 진료하고 있는 사람이거나, 둘째, 숫자 나이는 많지만 노쇠가 별로 없는 분들을 주로 상대했거나, 셋째, (가장 가능성이 높다) 실제로 다중이환과 노쇠가 있는 어르신들이 찾아와도 한 가지 병만 진료해주고 있기에 다른 문제는 아예 파악하지 못하고 있는 사람인 것이다.

65세. 많은 사람들의 머릿속에 확고히 박혀 있는 노인의 기준이다. 우리나라의 법령 또한 대부분 65세를 노인 연령 기준으로 규정해오고 있다. 인구 통계를 계산하고 노년 부양비를 계산할 때, 65세라는 기준을 별다른 이견 없이 사용한다. 0~14세를 유소년 인구로, 15~64세를 생산 가능 연령으로, 65세 이상을 노년층으로 분류한다. 노년 부양비는 65세 이상 인구를 15~64세 인구로 나누어 계산한다. 국민연금(노령연금)을 수령할 수 있는 나이도 65세부터다.[1] 대중교통 이용 시 우대 혜택도 65세부터 적용받을 수 있는 경우가 많다. 노인장기요양보험과 도로교통법, 기초노령연금법에서도 노인을 65세로 정의하고 있다.

많은 사람들이 이 65세의 기원을 독일의 총리 비스마르크가 1889년에 도입한 세계 최초의 공적 노령연금 제도의 연령 기준으로 알고 있으나, 실제로는 최초에 정해진 수급 연령은 70세였

---

1   현재 대한민국에서 1957~1960년 출생자는 62세, 1961~1964년 출생자는 63세, 1965~1968년 출생자는 64세, 1969년 이후 출생자는 65세부터 노령연금을 수령할 수 있다.

고, 1916년에 이르러 65세로 하향되었다. 이렇게 정해놓은 수급 연령선은 근대 서구의 짧은 기대수명을 고려하면 비교적 장수에 성공한 사람들만이 기껏 몇 년간 연금을 누릴 수 있는 정도의 기준이었을 공산이 크다. 시대를 생각해보면 생색내기에 가까운 수준의 빡빡한 기준이었던 셈이다.

우리나라의 경우, 1970년에 태어난 남자와 여자의 기대수명이 각각 58.7세, 65.8세였다가 2017년에는 79.7세, 85.7세로 늘어나게 되었다. 2050년경에는 남녀 모두의 기대수명이 거의 90세에 도달할 것으로 통계청은 예측하고 있다(하지만 이 책의 1부에서 나는 기대수명이 하방으로 꺾일 가능성이 있음을 예상했다). 이렇게 기대수명이 향상되는 흐름에 맞추어 우리나라 사람들이 주관적으로 생각하는 노인의 기준도 점차 높아지고 있다. 정경희의 「백세시대의 노인의 연령 기준 관련 논점과 정책적 함의」에 따르면 1994년, 2004년, 2008년의 65세 이상 대상인 노인 실태조사 결과를 비교했을 때, 시대의 흐름에 따라 노인들이 생각하는 주관적 노인의 기준이 점차 상향되는 것을 알 수 있다. 지금은 우리나라의 65세 이상 인구 및 성인 인구 모두 과반이 70세 이상을 노인으로 생각하고 있다.

주요 선진국의 65세 시점에 기대여명이 1950년대에는 15년 정도였는데, 2005년에 이르러서는 20~25년에 이르게 되었다. 지금의 40세는 70년 전의 30세와 비슷한 정도의 여생을 가지게 되었다는 워런 샌더슨Warren Sanderson[2]의 흥미로운 연구 결과도 있다. 이 연구에서는 전 지구적으로 기대수명이 증가되어 왔기에, 노인 인구의 기준을 해당 시점에 기대되는 여명이 15년 정도가 되는 시기로 정해야 한다고 이야기한다. 이런 식으로 연령 기준을 조정해주면 각국의 노인 부양의 무게가 시간에 따라 거의 동일하게 느껴지도록 만들 수도 있다. 이런 접근법을 우리나라에 적용하면, 2019년 생명표 기준으로 우리나라의 여성은 73세, 남성은 70세 정도부터를 노인이라고 할 수 있다. 장기적으로 출생 시 기대수명이 남녀 공히 90세에 수렴한다고 하면, 조기 사망을 피해서 생존한 사람이 15년 더 살 것으로 예상되는 시점은 77세 정도로 수렴하게 된다.

77세 즈음 되면 대략적으로 사람의 단백체 발현이 뒤바뀌게 된다. 그리고 나이에 따른 신체 기능을 기준으로 생물학적 나이를 계산해서 노쇠와 비교해보면, 이 연령 즈음이 평균적으로 신체적 노쇠가 나타나는 시점이다. 그렇다면 앞으로 20~30년에 걸쳐서 기대수명이 어느 정도 포화에 이르게 된다면, 즉 사람들이 웬만하면 급사나 암, 장기 부전, 사고사를 다 피하고 살아남을 수 있게 된다면, 대략 77세 즈음에 노쇠를 겪기 시작한다는

---

2 Warren Sanderson et al, "Rethinking age and aging", Population Bulletin, 2008.

의미다. 이때부터는 서서히 돌봄 서비스의 도움을 받게 될 가능성이 증가하고, 경제적 활동을 수행할 수 있는 역량은 다소간 떨어지게 될 것이다. 결국 77세는 인구 통계와 노인의학, 생물학에서 공히 일치하는, 돌봄이 필요해지기 시작하는 시기다.

1950년의 노쇠 데이터를 구할 길은 없지만, 인구 통계 자료를 바탕으로 상상해보면, 아마도 1950년대를 살던 사람들은 영양, 환경, 보건의학적 자원 등의 영향으로 65세쯤엔 질병과 노쇠를 가지고 살고 있었을 것이다. 마찬가지로 우리나라의 1980~1990년대를 기억하는 이들이라면, 당시 60대 중후반 시기의 사람들은 정말로 노쇠한 노인과 같은 모습이었던 것을 떠올릴 수 있을 것이다. 반면에 지금 60대 후반은 무척 활동적이고 건강한 나이다. 하지만 1950년대 이전부터 제도적·관습적으로 고정되어 있는 65세라는 노인의 기준은 지난 70년 동안 바뀌지 않고 있다. 이렇게 기준과 현실이 다르다 보니, 사람들의 머릿속에 각인되어 있는 노인이라는 말은 두 가지의 개념적 의미를 가지게 된다. 하나는 은퇴 이후 노인에 부합하는 사회보장제도의 혜택을 받게 되는 65세 이상의 사람을 말하고, 또 하나는 우리가 상상하는 노쇠한 사람, 대략 77세 전후 연령의 사람을 말한다.

실제로 인구 집단 연구를 해보면 65세 이상 인구 중에서 노쇠가 있는 사람의 비율(유병률)은 점차 줄어들고 있다. 그동안 세상은 좋아지고 있었던 것이다. 최근 일본에서 수행한 메타분석[3]연구에 따르면, 지난 2012년부터 2017년까지 노쇠가 있는 노인의 비율은 7.0퍼센트에서 5.3퍼센트로 감소되었다.[4] 아직 논문으로 발표하지는 못했지만, 개인적으로 우리나라의 국민건강영양조사 결과를 역사적으로 비교분석해봤을 때도, 65세 이상 인구 중 노쇠에 해당하는 인구의 비율은 줄어드는 것으로 보였다. 그러니 한편으로는, 노인병 의사가 전문성과 유용성을 드러낼 수 있는 사람들의 숫자 나이도 점점 상향되고 있는 셈이다.

이런 결과들을 모아보면 사회적·정책적·통계적으로 정의하는 노인의 기준은 서서히 높아질 필요가 있다. 하지만 이런 주제는 곧 돈이나 표와 관련되는 민감한 문제이기 때문에, 그 어떤 정부도 감히 적극적으로 사회적 논의를 시작할 용기를 내기 어렵다. 그렇게 시간이 지날수록 인구 구조 변화로 인해 사회에 재앙이 닥칠 것이라는 우려의 목소리가 끊임없이 나온다. 저출산 고령화 대책이라는 정책에 많은 정부 예산이 투여되기도 한다. 노인 연령 상향을 둘러싼 여러 이해관계 집단의 첨예한 대립과 논쟁이 계속되고 있지만, 노화와 노인의학 개념을 이용해서 사람들이 사는 모습이 어떻게 변해오고 앞으로 어떻게 변해갈지

---

3 개별 연구 결과들을 모아서 연구 대상자 수를 크게 확장하고 연구의 증거 수준을 높인 연구.

4 Hyuma Makizako et al, "Trends in the prevalence of frailty in Japan: a meta analysis from the ILSA-J", *Journal of Frailty and Aging*, 2020.

를 생각해보면, 그렇게 대립할 것도 아니고, 재앙이라고 생각할 것도 아니라는 것을 알 수 있다. 대체 무엇이 문제고, 또 어떻게 발상을 전환해야 이 문제들을 해결할 수 있는지를 지금부터 조금 더 깊게 들어가보자.

02
스냅샷의
오류

노인은 그 능력에 따라 적당한 일에 종사하고 사회적 활동에 참여할 기회를 보장받는다.

_ 노인복지법 제2조

노인 기준 연령을 상향하자는 이야기에 반대하는 의견은 크게 두 가지로 압축된다. 하나는 지난 수년간 55~60세에 은퇴한 베이비부머 세대가 경제적으로 지금도 너무 힘들고, 심지어 우리나라의 노인 빈곤율은 OECD 국가 중에 1등인 상황인데, 노인 기준 연령을 상향하면 더 힘들어져서 대체 앞으로 어떻게 사느냐는 이야기다. 또 다른 이야기는 노인 기준 연령과 은퇴 연령을 상향하게 되면, 가뜩이나 청년 실업 문제 때문에 지금도 20~30대가 자리를 잡지 못해서 힘들어 죽겠는데, 그나마 가뭄에 콩 나듯 나는 일자리를 60대가 다 잠식해버리지 않겠느냐는 우려다. 50~60대를 위해 만들어지고 있는 공공근로 일자리 등에 대해서도 이와 같은 불만의 목소리들이 쏟아져 나오고 있는 것이 현실이다.

사실 두 가지 주장 모두 전혀 근거가 없는 이야기는 아니다. 예를 들어 내년부터 당장 한 번에 5년치를 늘려, 노인 기준 연령과 은퇴 연령을 모두 70세로 상향한다고 가정해보자. 태어난 해 1년 차이로, 어떤 이는 은퇴를 해버린 터라 이미 소득이 사라졌는데, 노령연금을 기다리려면 5년을 더 기다려야 할 수도 있고, 반대로 어떤 이는 기업이나 공공 기관의 시니어로서 풍족한 삶을 5년 더 유지하게 될 수도 있다. 고위직의 급여가 20대에 비해 월등히 높으니, 별안간 이렇게 정년이 연장되면 일자리를 찾는 데 어려움을 겪는 20대 청년 서너 명이 5년간 낭인 생활을 더 해야 할 수도 있는 노릇이다. 늘 이런 식의 다툼이 있어 왔다.

하지만 이런 비판이 노인 기준 연령 상향 자체에 대한 반대 근거가 될 수는 없다. 다른 해결 방안이 있기 때문이다. 근로계약 등의 문제로 실무 적용에 어려움이 있을 수는 있겠지만, 한 해에 2~3개월씩 정년과 노인 기준 연령을 점진적으로 늘리는 방법이 최선이다. 더 촘촘하게, 한 달에 1주일씩 노인 기준 연령과 정년을 늘리는 방법이 보다 공평하겠지만, 현실적으로 이렇게 하는 것은 불가능할 것이다. 지금 사회적으로도 어느 정도 이야기가 되고 있는 4년에 1년씩 상향하는 것과도 비슷하지만, 상향의 정도를 미세하게 점진적으로 쪼개는 것이 좀 더 공평하다.

　이렇게 기간을 쪼개게 되면, 안정적인 직장을 구하는 데까지 너무 오랜 시간이 걸려 낭인 생활이 무한정 길어지는 지금의 20~30대도 당장 피해는 보지 않고, 어렵사리 구한 직장에서 부모 세대만큼은 일을 해보고 은퇴할 수 있는 기회를 얻을 수도 있다. 이미 65세가 가까운 베이비부머 세대는, 그야말로 몇 달만 양보하면 된다. 지금 50대인 소위 86세대는, 지금의 60~70대에 비하면 생물학적 나이를 기준으로 볼 때 같은 시점에 5년 이상 젊고 건강하게 살고 있는 인구 집단이다. 아직 은퇴가 10년 남았다고 해도 잘 쪼개서 노인 기준 연령을 상향하면, 고작 2~3년 정도 늦게 사회적으로 '노인' 딱지를 부여받게 되는 셈이다. 당장 급격히 연령을 상향할 때 벌어지는 부작용을 점진적인 상향에 적용하며 비판하는 것은 일종의 '스냅샷의 오류'다. 기대수명 향상과 경제 발전이 없었고, 각 연령대에 따른 사람 사는 모습이 지금과 그대로 지속될 것이라는 가정이 전제되어 있는 것이다.

　15년간 1년에 4개월씩 상향해서 노인 기준이 70세에 도달하면, 이때부터는 77세에 도달할 때까지 28년에 걸쳐서 연간 3개월씩 상향하면 된다. 2022년부터 이렇게 상향을 시작하면 2065년에는 노인 기준 연령이 77세에 도달하게 된다. 대략 10년 전에 계산을 해본 적이 있는데, 2012년부터 1년에 3개월씩 늘려나가기 시작하면 국민연금이 고갈될 문제도, 지금 1990~2000년대생들이 중년이 되었을 때 80퍼센트 이상의 실

도표 3-1 **2020년과 2060년의 연령 구간별 예상 인구**(단위, 만 명)

	총노인 인구	65~74	75~84	85~	유소년 인구	전체 인구
2020년	813	465	270	77	630	5,178
2060년	1,882	698	685	499	345	4,284

유소년 인구는 0~14세 기준이다.　　　　　　　　　출처: 2017~2067 장래인구추계, 통계청.

도표 3-2 **2020년과 2060년의 노년 부양비와 총부양비 비교** (단위: 만 명, %)

	생산 가능 인구(기존)	생산 가능 인구(수정)	노년 부양비 (기존)	노년 부양비 (수정)	총부양비 (기존)	총부양비 (수정)
2020년	3,736	3,736	21.7%	21.7%	38.6%	38.6%
2060년	2,058	2,755	91.4%	43.0%	108.2%	55.5%

기존의 가정(노인 기준을 65세로 고정)과 수정한 가정(2022년부터 노인 인구 기준을 연간 4개월씩 15년간 상향한 후 이후 연간 3개월씩 상향하며, 생산 가능 인구와 노년 부양비 기준에도 이 값을 적용했다)에 따른 2020년과 2060년의 노년 부양비와 총부양비. 노년 부양비는 (노인 인구)/(생산 가능 인구), 총부양비는 (노인 인구+유소년 인구)/(생산 가능 인구)다.

효세율을 부담할 필요도 없다.

통계청이 2019년에 발표한 장래인구추계의 중위 가정에서 얻은 2020년과 2060년의 연령 구간별 인구([도표 3-1]) 기반으로 시뮬레이션을 해보면[5], 이와 같은 노인 기준 연령 상향을

---

5 이런 개념을 도입해 계산한 부양비를 장래 고령 인구 부양비(prospective old age dependency ratio)라고 한다.

2022년부터라도 시행할 때 2020년 대비 총부양비가 43.8퍼센트 늘어나는 선에 그치는 것을 알 수 있다. 연령 상향이 없이 현 기준이 지속된다면 지금보다 총부양비가 180.3퍼센트 증가하게 되는데, 기존 기준대로라면 사회가 유지되는 것 자체가 불가능하다. 결국 점진적 노인 기준 연령 상향 외에는 대안이 없다. 이 문제는 0.9명대 아래로 이미 추락한 합계출산율을 올리는 방법으로는 전혀 해결될 수 없다.

이런 노인 기준 연령 상향 전략은 사실 1970년부터의 기대수명 증가 속도 기울기를 고려한 것이다. 통계청이 2019년에 발표한 장래인구추계에 따르면, 1970년부터 2009년까지의 기대수명 증가 속도는 연간 0.46년이었다. 2010년부터 2017년까지는 이 속도가 눈에 띄게 느려져서 연간 0.33년이 되었다(44쪽 [도표 1-7] 참조). 서양의 전례를 볼 때, 우리나라에서도 이 속도는 서서히 감소되는 추세를 보일 것으로 예상된다. 이 커브를 따라잡기에 대략 10년 정도의 시간을 놓친 감은 있지만, 다행히도 지난 30년간은 한국의 경제 성장과 여러 가지 사회적 인프라 축적 속도가 다른 선진국에 비해서 비교적 빠르게 유지되어왔기 때문에, 지금이라도 점진적인 노인 기준 연령 상향을 시작한다면 큰 문제없이 앞으로 더 격화될 수밖에 없는 세대 갈등 문제를 예방할 수 있을 것이다.

노인 기준 연령을 상향하면 "그 전에 아프고 병들어 빈곤해지면 어쩌냐"는 반론이 예상된다. 지난 10년간 "노인 의료비가 무

도표 3-3 2017년, 2035년, 2050년의 인구피라미드

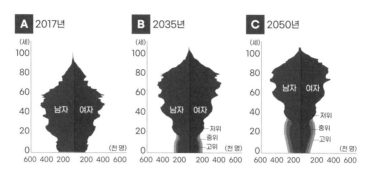

출처: 통계청(2017-2067 장래인구추계)

섭게 증가하고 있는데, 그 추세는 계속되지 않겠느냐, 이런 숫자놀음이 무슨 소용이냐"라는 반론도 예상된다. 마찬가지로 '스냅샷의 오류'다. 지금 70~80대의 모습과 10년 후 70~80대 모습을 그대로 비교해서 생각해서는 안 된다. 30대든 40대든 언제든 아플 수 있고, 언제든 빈곤할 수 있는데, 전체적으로 수명이 늘어났기 때문에 노인이라는 기준의 시간 축을 원래 자리에서 조금 더 오른쪽으로 옮겨주어야 한다는 것이다. 고무줄에 눈금을 그려놓고 잡아 늘려주면 눈금의 간격도 벌어지는 원리와 마찬가지다.

베이비부머(한국에서는 공식적으로 55~63년생을 지칭한다)라는 현상 자체가 우리나라에서는 전근대적 삶, 조기 사망이 많아 다산을 하던 삶의 형태에서 조기 사망이 줄어들고 교육과 경제적 자립에 시간이 많이 걸리는 현대 사회로 이행하는 과정에서 나타

난 현상이다. 전쟁이 끝났기 때문에 많은 사람들이 가족을 형성하고 아이를 낳은 것도 있지만, 이전의 관성대로 아이를 많이 낳았는데 현저하게 조기 사망이 적었던 것 때문에, 인구 피라미드가 불쑥 튀어오른 것도 있다. 연일 신문에 나오는 고령화의 재앙이라는 담론의 근본적 원인은 이렇게 세상이 나아지며 사람이 덜 아픈 채로 오래 살게 된 것과 기존의 노인 연령 기준 사이에 괴리가 지속적으로 누적되고 있기 때문일 뿐이다.

그런 의미에서 나는 "이제 100세 시대가 오는데, 여러분들은 60세에 은퇴하므로 40년 동안 빈곤하고 아프게 살아야 합니다"와 같은 방식으로 공포 마케팅을 하는 학자들을 달갑게 생각하지 않는다. 노인 빈곤율 1위라는 것이 앞으로도 계속될 것이라고 생각하는 것에도 동의하기 어렵다. 지금의 베이비부머와 86세대가 65세를 대부분 넘기면 상당히 다른 이야기가 전개될 것이다. 빈곤의 정의는 중위 소득 절반 미만의 소득을 가진 상황을 의미하는데, 자산과 현금 흐름을 가장 폭넓게 확보한 이 연령층이 빠르게 65세 커트라인을 넘고 있기 때문이다. 65세 이상 인구가 은퇴 이후에 놀지 못하고 경제활동에 참여하는 현상이 사회적 불행이라는 논리도 마찬가지다. 노인 인구 경제활동 참여율(2019년 기준 35.2퍼센트로 역대 최고였다)은 65세 커트라인을 숫자 나이로는 넘었어도 몸과 마음은 전혀 노쇠하지 않은 인구가 계속 늘어날 것이므로, 노인 인구 경제활동 참여율은 지속적으로 늘어날 가능성이 크다. 65세라는 숫자 나이를 넘는 인구집단의 삶의 모습이 언제까지나 똑같을 것이라는 선입견으로, 아직 65세 이후의 삶을 살아보지 않은 사람들에게 겁을 주는 것이다. 어르신들이 아프고 노쇠한 채로 보행기에 폐지를 싣고 골목을 걷는 사진만 자꾸 보여주는 언론이 문제다. 성급한 일반화의 오류에 해당한다. 통계청의 장래인구 추계에는 실제로 "주요 경제활동 인구인 25~49세의 비중은 2017년 1950만 명에서 2067년 823만 명으로 감소할 전망"이라는 문구가 나온다. 그야말로 '스냅샷의 오류'에 흠뻑 빠져 있는 문구다. 49세라니. 대략 40년 정도의 삶을 살아오면서 아직 계약 기간이 1년 이상인 제대로 된 직장을 한 번도 가져보지 못한 나로서도 황당할 따름이다. 평생 한 번도 자리를 잡지 못했고 이제 겨우 시작을 해볼까 하는데, 앞으로 10년이면 주요 경제활동 인구로서의 삶이 끝난다는 이야기다. 여전히 실질적 구직 상태에서 다방면의 노력을 하고 있는 수많은 20, 30대가 보았을 때 주요 경제활동 인구의 밴드 상단이 49세라는 것은 정말 힘이 빠지는 이야기다. 나아가, 생산 가능 연령의 상단인 숫자 나이 65세를 넘으면 사회에서 사라져야 한다는 생각 자체가 아무런 의학적·생물학적 근거가 없다. 사회활동을 하면서 돈을 벌 수도 있고, 돈을 벌지 않으면서 사회활동을 지속할 수도 있고, 취미와 직업, 본업과 부업의 구분도 불명확해지는 요즈음이다. 개인이 여러 가지 사회적·경제적 페르소나_{Persona}를 가지고 사는 시대에서는 은퇴라는 개념 자체가 퇴색될 가능성이 높다. 이렇게 사람이 사는 기간이 길어지면서 자연스레 다양한 형태로 사회 구성원으로 살아가는 시간이 더 연장되는 것을 기존의 관습이 따라가지 못하는 것이다.

사실, 인구 구조의 변화는 세상의 더 많은 사회 문제들을 설명할 수 있다. 다음 장에서는 일본의 사토리 세대나 한국의 N포 세대가 생겨나는 현상의 기전을 인구 구조 변화로 설명해보고, 이러한 현상 역시도 일정 부분은 노인 기준 연령 상향에 따라서 해소할 수 있음을 이야기하고자 한다.

03
중위 연령과
N포세대

인생이 짧은 것이 아니라, 스스로가 낭비하고 있는 것이다.

_ 세네카, 《세네카의 인생론》

애널리스트이자 미래학 연구자인 홍성국은 《수축사회》를 통해, 인구 구조의 변화와 함께 네거티브섬Negative-sum 게임의 규칙이 작동하는 시대가 도래함을 경고한 바 있다. 인구 감소와 전 사회적 공급 과잉, 이기주의와 각자 도생, 근시안적 사고방식과 집중화, 양극화가 지배하는 디스토피아적 시대가 도래한다는 것이다. 우리나라가 일본을 15년 정도의 시간적 격차로 따라간다고 생각하는 사람들도 무척 많다. 일본은 지금 젊은이들이 이런 상황에 적응하며 희망 자체를 가지지 않는 사토리 세대(달관세대)가 되었다. 성취에 대한 열망이 없고, 지금 당장 괜찮으면 작은 것으로 만족하고 하루하루를 살며 더 큰 것은 바라지 않는 세대가 되어간다는 것이다. 1980년대 말 버블 경제의 폭발과 인구 구조의 변화가 더해져 오랜 기간 침체를 겪고 있는 일본을 따라간다니 두렵지 않을 수 없다. 어떤 면에서는 앞 장에서 이야기한 공포 마케팅 기법과 비슷한 점도 있다.

한국에서는 과거 '88만원 세대', '3포세대(출산, 연애, 취업 포기)'를 넘어 지금은 'N포세대(3포세대의 요소에 더해 인간관계, 자가주택 등 다양한 요소를 추가)'라는 것이 청년을 설명하는 용어로 사용되고 있다. '이생망(이번 생은 망했다)'이라는 유행어도 생겼다. 청년이 일자리를 구하기는 어렵고, 구할 수 있는 일자리의 실질 임금과 가처분 소득은 증가하지 않고, 이러한 상황을 비웃듯 집 값 등 자산 가격은 매년 빠른 속도로 오르고 있는 것이다. 이전 그 어느 세대보다도 학력과 경험이 많은 편이라고 할 수 있는 1980~1990년대생은 아무리 노력을 해도 일자리와 살아갈 집

도표 3-4 한국의 중위 연령 변화

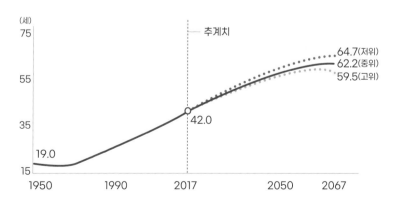

모두 비집고 들어갈 자리가 없다.[6]

갈수록 낭인浪人처럼 사는 기간이 늘어나고, 과거 성인이 되면 가질 수 있던 것들이 해가 지나가도 1980~1990년대생에게서는 점점 멀어지기만 하는 것 같은 현상은 사실 중위 연령 변화 그래프([도표 3-4] 참조) 하나로도 설명이 된다. 굳이 이런 간단한 현상을 네거티브섬과 사회 수축으로 거창하게 설명하는 것은 지동설로 간단하게 해석 가능한 천체의 움직임을 굳이 천동설로 복잡하게 해석하려는 노력에 가깝다. 하지만 우리에게는 오컴의 면도날이 있다. 중위 연령 도달 시점은 1976년에는 20세, 1997년에는 30세, 2014년에는 40세였다. 2031년에는 50세가 중위 연령이 된다. 지난 20년 동안 1년에 0.6세씩 중위 연령이 올라갔다. 우리나라는 적어도 중위 연령을 넘으면 사회에서 말을 해도 되는 사람이 된다. 그전까지는 주로 듣고 받아 적기를 위주로 해야 한다. 현실적으로 젊은 세대가 어떤 분야에서 무언가 일을 해서 자리를 잡으려는 시도를 하면, 중위 연령 밴드에 있는 사람들이 이미 그 무언가를 하고 있을 가능성이 높다.

한국전쟁 당시를 생각해보자. 20대 어린 청년이 장군도 되고 건설회사 사장도 될 수 있었다. 1960년의 중위 연령은 19세였

---

6 예를 들어 베이비붐 세대의 30대 자가점유율이 38.4퍼센트인 데 반해 에코 세대(79~85년생)가 30대에 자가를 점유하는 비중은 33.1퍼센트에 불과하다. 오강현 등, 「인구 고령화가 주택 시장에 미치는 영향」, 한국은행, 2017

다. 이후 30년간 빈 도화지 같던 우리나라에 선진국과 비슷하게 모든 산업과 조직이 만들어지면서 그때마다 중위 연령을 넘는 사람들, 그 상황에서는 비교적 상징 자본과 상징 권력의 우위에 있던 사람들이 생겨나는 자리들을 빠르게 채워갔다. 모든 세대에 나름의 어려움이 있었지만, 설국열차와도 같은 상징 자본과 경제 자본의 서열에서 중위 연령 밴드의 위에 있는 것은 무척 중요했다. 86세대는 한국 사회에서 이제는 두꺼운 적란운이 된 중위 연령 밴드를 가뿐히 타고 올라 구름 위를 순항하는 제트기가 되었다. 20대를 학생운동을 하며 보내자 30대에는 곧바로 관리직 포지션으로 올라탈 수 있었던 것이다. 그 이후 지금까지도 이들 세대는 어딜 가나 한마디 할 수 있는 자리에 있다. 가장 단적으로 떠올릴 수 있는 것은 TV에 나오는 연예인들이다. 1990년대에 20~30대로 브라운관에 나오기 시작한 연예인들이 지금도 메인스트림이다. 그러는 동안 상징 자본이 경제적 자본을 낳고, 이 둘의 관계가 서로를 강화시키며, 인구 구조를 따라 서서히 두꺼워지는 중위 연령 밴드는 사회·경제적으로도 공고해졌다.

이런 구조적 현실은 나이와 상관없이 성공할 수 있는 유튜버와 같은 직업이 학생들에게 장래희망으로 부상하는 것과도 관계가 있다. 노력 축적의 결과로 얻을 수 있는 성취들은 인기가 떨어질 뿐 아니라, 아예 시도조차 하지 않으려는 분위기가 팽배하다. 다른 극단적인 방법으로 한순간에 도약하려는 심리가 가득하다.

　전통적인 직장에서 자리를 잡아서 안정된 수입원이 생기려면 중위 연령에 가까워야 하기에, 과거와 같이 20대에 결혼을 하고, 아이를 둘씩 가지던 방식으로 소위 정상 가정을 만드는 것이 어려워지게 되었다. 이름도 기상천외하고 다양한 임시직의 쳇바퀴를 벗어나 어엿한 직장을 구하면 30대 중반이 된다. 이 시기 이전까지는 출산과 육아가 직업적 성취에 큰 부담이 되기에 출산을 유보하는 경우가 많다. 하지만 30대 중후반은 이미 생물학적으로 자연 임신이 점점 어려워지는 시기다. 비집고 들어가려면 커리어에 목숨을 걸어도 쉽지 않기에, 그동안 출산은 생각하지 못하다가 이제야 안정된 월급이 나오는구나 싶어 아이를 가지려 하면 임신이 잘 되지 않는다. 자연스럽게 합계출산율이 떨어지는 것이다.

　인구 구조 변화에 따른 이러한 동역학dynamics을 이해하지 못하면 현상의 원인을 잘못 파악하고 효과가 없는 처방을 내리게 된다. 1년 동안 노력해봐야 중위 연령 밴드가 시시각각 올라가며 사회적 지위는 0.4년밖에 올라가지 않는 상황에서, 1980~1990년대생은 계속 멀어지는 마일스톤을 쫓아 달려야 한다. 누군가가 악의적으로 사다리를 치우려고 치우는 게 아니라, 인구 구조 때문에 그렇게 되는 것이다. 때로는 현상을 반대로 파악한 결과로, 정부가 나서서 사다리를 놓아주며 도움을 주기는커녕, 이미 있는 사다리를 걷어차버리기도 한다. 대표적인 것이 집과 관련된 논제다. 다음 장에서 더 이야기할 것이다.

1980~1990년대생이 애를 더 낳기는 힘들다. 하지만 유소년 인구가 줄어들기 때문에 수축사회가 되는 것이 아니다. 인구가 줄어든다고 사회는 수축하지 않는다. 65세라는 과거의 숫자 기준으로 사람을 끊어버리고, 생산 가능 인구라는 가상의 개념을 과거의 기준으로 계산해서 이 숫자가 줄어들면 사회가 수축한다는 주장은 사실과 거리가 멀다. 사람의 생애주기가 시간적으로 길게 늘어났을 뿐이다. 대표적인 수축사회라는 일본에서조차, '생산'에 실질적으로 참여하지 못하는, 노쇠나 기능 저하가 있는 초고령 인구 집단을 제외하고 계산하면 1인당 GDP는 매년 성장을 지속해오고 있다.

앞 장에서와 같이 사회생활을 할 수 있는 기간을 차차 늘려나가면 사회가 수축한다는 문제 자체가 해결된다. 과거에는 20년 교육받고 40년 일했다면, 이제는 30년 교육받고 50년 일하면 된다. 노쇠하지 않은 채로 영위할 수 있는 삶의 기간이 늘어나고 있기 때문에, 사회의 생산력은 줄어들지 않는다. 아이를 더 적게 낳아도 생산력이 유지될 뿐 아니라, 유소년 인구가 줄어들기에 부양비도 감소된다.[7] 사회가 수축해서 네거티브섬 게임으

---

7 그러고 보면 노년 부양비와 유소년 부양비에 대한 상반된 가치 판단이 존재한다. 노년 부양비는 나쁜 것, 유소년 부양비는 좋은 것이라는 생각이다.

로 망해가는 것이 아니라 세상이 발전하면서 덜 낳고 오래 사는 방식으로 변화해나가는 것일 뿐이다.

이와 같은 삶의 변화를 이해하고 세상의 틀을 조정해야만 젊은이들의 '포기'를 막을 수 있다. 일과 은퇴를 이분화해서 65세라는 정해진 시점까지만 뭔가를 이뤄볼 수 있다는 지금의 사고방식은 매년 점점 멀어지는 것 같은 골대를 보는 사람들처럼 희망을 잃게 만든다. 1981년생은 2031년에 중위 연령에 도달한다. 1967년생이 30세인 1997년에 누린 사회적 위치를 그때가 되면 누릴 수 있다는 생각으로 각자 역량을 키우며 스스로를 개선해나가는 노력이 필요하다.

사회적 규정이 인구 구조 변화에 느리게 뒤따르고 있기에, 개인적 차원에서는 스스로가 노쇠하지 않고 독립된 삶을 유지하는 한 나이가 많더라도 계속 해나갈 수 있는 수없이 다양한 일과 취미를 그동안 만들어나가야 한다. 라이프사이클 자체가 시간적으로 길어져버렸기에, 개인의 역량 또한 하는 수 없이 포트폴리오화 해야 하는 것이다. 심지어 현재의 가장 주가 되는 소득원이 언제까지나 나의 직업으로 남아 있을 것이라는 가정 자체가 앞으로는 제대로 작동하지 않을 것이기에, 취미를 제2, 제3의 일(業)로 키워나갈 수 있는 준비를 좋든 싫든 해야 한다.

앞에서 이야기한 노화 지연 포트폴리오가 그래서 필요하다. 살아가야 할 날들이 많이 남은 1980~1990년대생에게는 욜로나 파이어 같은 급한 삶의 방식은 효과적이지 못하다. 과거의 사회적 시간 틀에 갇혀 있는 사고방식에서 벗어나야 한다. 중위 연령이 넘어갈 때까지, 지속가능하게 나이 들면서 건강하게 버텨야만 한다. 그때가 되고 나서도 사회·경제적으로 잘 살아가야 할 시간이 30년도 넘게 남는다.

사회 : 초고령 사회의 지속가능한 미래 ——— 227

04
인구가 줄면
집이 남을까?

모든 국민은 거주·이전의 자유를 가진다.

_대한민국 헌법 14조

2017년을 기점으로 우리나라의 생산 가능 인구수가 피크를 치고 이후로 감소세로 돌아섰으며, 2020년에는 총인구의 자연 감소가 시작되었다. 이와 같은 인구 구조의 변화로 우리나라의 주거용 부동산 시장이 1990년 일본의 전철을 밟을 가능성이 있다는 이야기도 과거에는 많이 나왔지만, 지난 몇 년 동안 과잉의 유동성에 실거주 수요가 더해지며 큰 폭의 집값 상승률이 유지되는 사이 이런 우려스러운 주장을 이제는 접하기 어렵게 되었다.

인구 구조 변화가 중요한 독립 변수가 되는 여러 가지 일들에서 한 시점의 스냅샷을 우측으로 연장하는 문제가 있음을 앞서서 살펴보았다. 사람이 사는 데 집이 앞으로 얼마나 필요할지 계산하는 작업도 이러한 문제에서 자유롭지 못하다. 이번 장에서는 오히려 집이 과잉 공급이라고 판단하고 있었던 관료나 학자들의 잘못된 판단 근거를 이 책을 관통하는 노화, 노쇠, 그리고 기능 저하의 개념을 바탕으로 살펴보자.

1인, 2인 가구가 흔해지며 과거의 예상보다 더 빠른 속도로 가구수가 늘었다. 지난 10년간 전국적으로 2010년에는 1,749만 가구에서 2020년은 2,035만 가구로 증가했다. 286만 가구가 늘었는데, 그중 절반 이상은 수도권에 해당하며, 여건이 된다면 서울에 살기를 희망하는 가구라고 가정해도 무리가 없다. 서울에 살고 싶은 150만 가구가 생겨난 셈이다. 현재 우리나라에 사는 사람이 가장 선호하는 주거 형태는 아파트다. 국토교통부의 서울 아파트 준공과 멸실 현황을 보면 지난 2010년부터 2019년까지 준공에서 멸실을 뺀 실질 입주 물량은 합쳐서 27만 1,393세대다. 엄청난 경쟁을 뚫어야 서울에서 새 아파트를 얻을 수 있다. 산술적으로 서울에 살기를 희망하는 가구와 그들이 가질 수 있는 새로 생겨난 집의 비율이 5대 1이 넘는 상황이다. 실수요 대비 공급이 부족하다는 것은 심각한 전세난이 방증한다.

스냅샷의 오류는 어떻게 주택 수요 예측에 영향을 주었을까? 한 연구에서 과거 70세가 되면 수입이 부족해 주택을 처분하는 경향을 보고한 바 있다[8]. 2010년의 70세는 2020년의 70세보다 경제적으로 노후가 덜 준비되어 있었고, 평균적으로 더 노쇠했다. 지금은 70세가 된다고 빠르게 주택을 처분하지 않는다. 일단 추세적으로 부동산이 오르는 상황에서는 심리적으로도 처분할 가능성이 떨어진다. 그러니 신축 아파트가 없는 상태에서 기존의 집도 매물로 나오지 않는다. 매수 희망자만 많은 시장이 몇 년간 지속되는 것이다. 같은 연구에서 청년 가구가 집 사는 것을 단념하며, 주택 수요가 약화되고 있으므로 향후 주택 수요 둔화가 예상된다고도 했다. 그 청년들이 부모 세대보다 뒤늦게 직장을 잡고 돈을 모으고 아이를 가지기 시작해 지금 아파트를 패닉 바잉을 하고 있다. 바로 앞 장에서 이야기한 것처럼, 중위 연령이 상승하며 자가를 마련하는 생애 주기의 시점이 늦춰진 것일 뿐이었는데, 한 시점에 집을 살 생각이 없는 것을 그대로 미래로 연장해서 적용해버렸다. '변화'를 예상하지 않고, 세상을 박제로 생각하는 스냅샷의 사고는 몇 년이 지난 지금, 도저히 해결할 길이 없어 보이는 수요와 공급의 불균형을 낳았다.

다른 방법으로 분석해보아도 서울 안에 100만 채쯤 아파트가 부족하다. 한국은행 경기본부의 자료에 의하면 2015년 경기 지역에서 서울로 통근, 통학을 하는 인구가 2015년에 127만 7,000명이었다. KT의 휴대전화 통신과 서울시 대중교통 이용

---

8 오강현 등, 「인구 고령화가 주택시장에 미치는 영향」, 한국은행, 2017

등 행정 데이터를 조합한 서울 생활 인구 데이터에서, 서울 외 지역에 살면서 출근이나 통학을 이유로 서울에서 생활하는 사람은 2018년 기준 최대 165만 명이었다. 165만 명에 동수의 가족을 더하고, 평균 가구원인 3명으로 나누면 110만 세대가 된다.

서울에서 살아야 하는데 서울에서 살 수가 없으면 어떤 문제가 생길까? 2020년 국토교통부와 한국교통안전공단이 2019년 한 해 동안 수집한 교통카드 데이터를 바탕으로 발표한 경기도−서울의 편도 출근 시간은 1시간 24분이었다. 인천−서울은 편도 1시간 30분이 소요되었다. 퇴근도 비슷한 시간이 소요된다고 하면, 하루 3시간을 출퇴근 이동에 사용하는 셈이다. 여유 있게 앉아서 책을 볼 수 있는 공간을 대중교통에서 확보하기는 어렵다. 흔히 고개를 숙이고 스마트폰을 보는 시간이 이렇게 3시간이 된다. 심리적 스트레스와 스마트폰 보는 시간의 증가는 1부에서 제시한 '가속노화' 악순환의 씨앗이 될 수 있는 요인이다. 누구나 부담 없이 들어가 살 수 있는 서울의 질 좋은 집은 성인이 수십 년간 출퇴근하는 동안 굳이 겪어서 좋을 것이 없는 '가속노화' 요인을 감소시킬 수 있는 대규모 국가 인구 스케일의 항노화 전략이기도 한 것이다.

직장 근처에 살기 어려운 현상은 저출산을 심화시킨다. 어느 시점부터, 서울의 신축 아파트에 살고자 하는 의도는 부동산 투기를 하고자 하는 의도가 동반된 것처럼 취급된다. 하지만 사실은 그렇지 않다. 하루 8시간 일하고 7시간 자는 사람의 시간표에서 매일 3시간은 정말 큰 시간이다. 24시간에서 일하고 자는 시간, 직장에서 보낸 점심시간을 빼면 8시간이 남는데, 그중 절반에 가까운 시간을 출퇴근에 사용해버리면 '저출산 고령사회 기본계획'이 바라마지않는 아이가 둘 이상인 가정을 꾸리기가 무척 어려워진다. 해 뜨기 전에 집을 나가 밤늦게 집에 돌아오는데, 가사나 육아에 동참할 물리적인 방법이 없다. 평일 낮에 제공되는 보육 서비스와 시간적 갭이 넓어지기에 두 부부 중 한 사람은 커리어를 어느 정도 희생하는 수밖에 없다. 커리어를 포기하게 되면 가구의 수입이 감소한다. 아이를 많이 낳아 키우기는 더 어려워진다. 악순환이다. 직장은 서울에 있다. 165만 명이 출퇴근 시간이 무척 즐겁고 보람차기 때문에 경기도에서 서울로 다니는 것일 리가 만무하다. 나는 경기도의 A 도시에서 B 도시로 편도 2시간 출퇴근을 6개월간 해본 적이 있는데, 결론적으로는 직장을 그만두고 말았다.

'저출산 고령사회 기본계획'이 연간 60조를 넘는 예산을 사용한다. 서울 역세권에 용적률 1400퍼센트짜리 주공아파트를 100만 채 지어서 한 채에 5억에 공급하면, 연간 60조를 쓰지 않고 노화도 지연시키고, 출산율도 향상시키며, 게다가 아파트까지 팔아서 정부는 돈도 벌 수 있다. 그렇게 생겨난 하루 세 시간을 수백만 명이 어딘가에 활용할 수 있다면 나라의 GDP도 증가하지 않겠는가. 1석 4조다. 막대한 복지 비용을 마련하기 위해 집값을 밀어올리고 세금은 더욱 무겁게 하는 지금의 정책 방

도표 3-5 65세 이상 총인구와 연령 구간별 인구 추계

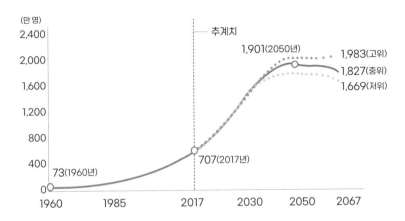

A 65세 이상 인구 추계

B 연령 구간별 인구 추계(중위 가정)

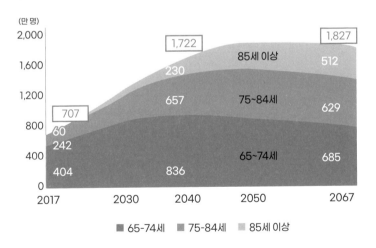

향과는 정반대인 해결책이다.

생산 가능 인구가 줄면서 집에 대한 수요가 2020년대에 줄어들 것이라는 이야기가 그동안 지배적이었다. [도표 3-5] B의 연령 구간별 인구 추계를 보면, 2020년대에는 65~74세 인구가 주로 큰 폭으로 늘어난다.

앞서 반복적으로 언급한 것처럼 이 연령대는 숫자상으로는 생산 가능 인구에서 빠졌지만, 경제 활동을 유지하며 자가에 살고 중년과 다르지 않은 건강 상태를 보유한다. 70세가 되어도 원래 살던 집에서 기존의 생활습관을 잘 유지할 수 있다. 그러니 적어도 앞으로도 6~7년간 우리나라는 생산 가능 인구가 줄어드는 현상을 부동산에서 체감하기는 어려울 것이다. 정말 '실질' 생산 가능 인구가 줄어드는 날이 오면, 그 시점부터는 해가 갈수록 서울 시내의 차량 이동 속도가 조금씩 빨라질 것이다. 그 즈음이 되면 서울 집 수요도 줄어들 수 있다. 하지만 아직은 아니다. 지금은 베이비부머와 86세대, 에코세대라는 우리나라 인구 피라미드의 큰 봉우리 세 개가 모두 사회생활을 하고, 주택 수요인 상태로 공존하는 전무후무한 역사적 시기인 것이다.

그러나 2035년 정도가 되면 지금과 정반대의 현상이 벌어질 수 있다. 앞서 77세 즈음이 되면 아무리 건강 관리를 잘 하더라도 어느 정도는 노쇠를 안고 살기 시작하게 된다는 이야기를 했다. 2020년대에 65세의 선을 넘는 베이비부머와 86세대가 2035년부터는 80세의 선을 넘게 된다. 그때부터는 상당수가 요양시설에 입소할 것이다. 배우자 사별 이후 독거 상태에서 비가역적 시설 입소가 발생하면, 집이 비게 된다. 지금까지 나와 있는 주택 수요나 가구수 등을 주제로 한 연구에서 노쇠한 노인의 시설 입소를 주요 요인으로 고려한 것은 아직까지 보지 못했다. 노인의 시설 입소 요양 서비스 수요가 2005년 OECD 국가 평균인 65세 이상 인구 중 4.9퍼센트로 수렴한다고 하면, 2040년 노인 의료복지 시설(요양원+요양병원)에 거주하는 사람은 84만 4,000명 정도로 예상된다.[9] OECD의 2005년 평균치를 미래에 적용한 것이므로, 실제 미래 대한민국에는 이보다 더 많은 시설 거주 수요가 생길 가능성이 높다. 사망에 의해 인구가 자연 감소하는 것에 더해 독거, 1인 가구 구성원이 시설로 입소하는 현상이 주택 수요를 실질적으로 감소시킬 것이므로, 2035년부터는 산술적으로 인구 비율로 계산한 결과보다 집이 조금 더 남는 현상이 관찰될 것이다. 2019년 발표된 「장래가구추계」에서는 2040년에 총가구수가 정점에 달할 것으로 예상하고 있지만, 정점은 이보다 4~5년 가까이 앞당겨질 가능성이 있다.

그래서 우리는 일본의 버블 붕괴와 다르다는 그간의 학습효과가 나중에 허를 찌를 수 있다. 2017년부터 서류상의 경제 활동 인구가 감소되고 있음에도 불구하고 집값이 꺾이지 않고 있

<hr>

9 장래인구추계의 2040년 65세 이상 인구 1,722만 명을 적용했다.

는 것에 우선 사람들이 학습되었다. 그 이후 실수요를 쫓아가지 못하는 공급으로 벌어진 주택난으로 더 많은 새집에 대한 사회적 요구가 쌓이고 쌓여, 결국 대량의 신축 아파트 공급이 2020년대 중후반에 가서야 이루어질 가능성이 있어 보인다. 더운물과 찬물을 오가는 샤워실의 바보처럼 뒤늦게 공급을 늘리기 시작하는 것이다. 그렇게 공급이 이뤄지고 나면, 2030년대부터는 예상치 못한 공급 과잉 현상이 시장에 나타날 수 있다.

05
고령화 사회와
육류의 미래

인생을 자연스럽게 살아가는 것만큼 어려운 학문은 없다.

_ 몽테뉴, 《수상록》

농경 시대 이래, 인류는 단백질과 지방을 상당 부분 가축을 통해 얻었다. 농사를 짓는 데 소의 근력을 이용했고, 소의 젖과 고기를 먹었다. 산업화 이후, 오로지 고기와 우유를 얻는 목적으로 옥수수와 같은 사료 작물을 먹으며 자라는 동물의 개체수가 폭증했다. 사료용 작물을 경작하는 데에는 화석 연료에서 얻은 화학비료, 살충제와 화석 연료를 넣어 굴러가는 농기계가 필요하다. 사료 작물을 먹은 동물은 메탄을 배출한다. 화석 연료의 사용과 메탄 배출, 두 가지 모두 지구온난화의 주요한 원인이다. 유엔 식량농업기구에 따르면 2000년대의 전 지구적 온실가스 배출에서 가축이 기여하는 부분은 18퍼센트에 이른다. 지

구의 평균 기온 상승 추세를 꺾어 미래의 기후 재앙을 피하기 위해서는, 2030년 전에 고기 정점peak meat에 도달해야 한다는 이야기가 나온다. 고기 정점은 인류가 먹는 고기의 양이 최고치를 찍고 감소하기 시작하는 시점을 의미한다. 유엔 식량농업기구에 따르면 2019, 2020년 연속 글로벌 육류 생산이 감소하며 이미 고기 정점이 왔을지도 모른다는 이야기도 일각에서는 나온다. 하지만 기후 변화에 대한 대책과 윤리적 문제를 고려해 근육, 지방세포를 이용한 배양육이나 식물성 단백질을 이용한 대체육의 필요성이 대두되며, 많은 연구자와 기업이 동물을 키우고 죽이지 않아도 되는 새로운 방식의 단백질 섭취 방법을 연구한다.

통계청의 자료에 따르면[10] 우리나라의 1인당 육류 소비량은 1980년 11.3킬로그램에서 2018년 53.9킬로그램으로 증가했다. 거의 다섯 배가 늘었다. 소, 돼지, 닭으로 종류를 나누어 보면 소고기는 2.6킬로그램에서 12.7킬로그램, 돼지고기는 6.3킬로그램에서 27.0킬로그램, 닭고기는 2.4킬로그램에서 14.2킬로그램으로 늘었다. 이 기간 동안 육류 소비량은 연평균 4.2퍼센트씩 늘어났다. 달걀은 한 사람이 1970년에는 연간 77개를 먹던 것에서 268개로, 우유는 1.6킬로그램을 마시던 것에

---

10 「통계로 본 축산업 구조 변화」, 통계청. 2020

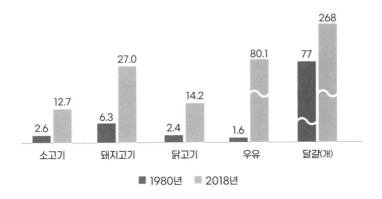

도표 3-6 1980년과 2018년 1인당 육류 및 유제품 소비량

소고기: 2.6 / 12.7
돼지고기: 6.3 / 27.0
닭고기: 2.4 / 14.2
우유: 1.6 / 80.1
달걀(개): 77 / 268

■ 1980년 ■ 2018년

서 80.1킬로그램으로 늘었다. 사육 중인 가축의 수도 이에 따라 증가되어, 1983년 국내에 한우, 육우가 합쳐 194만 마리가 있던 것이 2020년에는 340만 마리로 늘었고, 같은 기간 돼지는 365만 마리에서 1,137만 마리로 늘었다. 닭은 2006년 1억 1,918만 마리에서 2020년 1억 7,331만 마리로 늘었다.

이런 추세로 보면 우리나라에서 고기 정점은 요원한 일인 것만 같다. 하지만 개인적인 생각으로는 배양육, 대체육을 다급하게 개발하지 않아도 우리나라가 2030년 이전에 고기 정점을 찍을 것 같다. 인구 구조가 그 사이 빠르게 바뀌기 때문이다. 국민건강영양조사의 식품 섭취 자료를 분석한 자료에서[11] 연령대

---

11 김상효 등, 「고령자의 식품소비 여건 및 현황 분석」, 농촌경제연구원, 2019

별 평균 육류 일일 섭취량은 50대, 60대, 70대, 80대 이상에서 각각 84.3그램, 64.2그램, 54.5그램, 44.8그램이다. 나이가 들면서 식욕이 떨어질 뿐 아니라 씹는 것과 삼키는 것이 모두 어려워지기에, 높은 연령에서 고기 섭취량은 크게 줄어든다. 비교적 가격이 비싸서 소득 수준이 감소되는 초고령층에서 접근성이 떨어질 것이라는 분석도 있다. 주요 12개 식품류 중 50대에서 80대로 가면서 가장 섭취량이 폭락하는 식품은 주류(술)인데, 50대에 하루에 142.8그램을 섭취하는 반면 60대에는 86.4그램, 70대에는 37.4그램, 80대에는 16.1그램만을 섭취하고 있다. 50대와 80대 이상을 비교하면 80대가 무려 88.7퍼센트 적은 양을 섭취한다. 같은 분석 자료에서 국민건강영양조사의 성별·연령별 평균 섭취 열량과 통계청 장래인구추계를 종합하여 한국인의 전체 열량 섭취량을 전망하고 있다. 이 예측에서 2017년 한국인은 하루에 982억 5,800만 칼로리를 섭취하는데, 2023년에는 992억 1,500만 칼로리를 섭취해 정점이 되며, 2065년에는 최고치의 76.4퍼센트인 757억 6,800만 칼로리를 섭취하게 된다. 고령화와 함께 총인구가 줄면서 우리나라 사람들이 먹는 양은 앞으로 점점 줄어들 것이다. 일단 이 계산만으로, 고기 정점은 2030년 이전일 것이 강력히 예상된다.

한 가지 더 생각해볼 것이 있다. 고기를 먹는 것은 이산화탄소를 배출하며 석유를 먹는 것이라는 비유를 한다. 냉정하게 말하면 화석 연료를 콩, 옥수수 등의 사료 작물로 변환한 후 사료

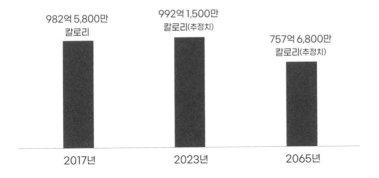
도표 3-7 한국인의 열량 섭취량

982억 5,800만
칼로리

992억 1,500만
칼로리(추정치)

757억 6,800만
칼로리(추정치)

2017년 2023년 2065년

작물을 고기로 바꿔서 먹는 것이다. 쇠고기 1킬로그램은 60킬로그램의 이산화탄소 환산 온실가스 배출 효과가 있다. 열량 기준으로 사료를 고기로 변환하는 효율을 계산해보면 닭은 13퍼센트, 돼지는 9퍼센트, 소는 2퍼센트 정도다. 채식 외에 이러한 문제를 개선하려는 노력이 배양육, 대체육, 곤충 단백질 등인데, 이런 방법을 굳이 쓰지 않더라도 인류가 먹는 식품의 에너지 변환 효율이 상당히 올라갈 가능성이 있다. 점점 대두(콩)나 대두 유래물을 직접 에너지원으로 사용하는 경향이 생겨날 것이다. 고령화 때문이다.

노쇠나 삼킴 장애가 있는 인구가 빠르게 늘면서 경구 유동식이나 경관 유동식을 주요 영양 섭취 수단으로 사용하는 인구가 빠르게 늘고 있다. 농림축산식품부와 한국농수산식품유통공사에 따르면 특수 의료용 식품의 생산액은 2017년 631억 원으로, 2013년 대비 47.4퍼센트 증가했다. 연간 증가율은 10퍼센트 내

외로, 그중 대부분이 환자용 경구, 경관 유동식을 포함하는 균형 영양식이다. 앞으로 증가율은 오히려 더 빨라질 가능성이 높은데, 대략 균형 영양식 수요는 65세 이상이 아닌 85세 이상 인구와 비례하기 때문이다. 그런데 이 균형 영양식은 대부분 식물에서 탄수화물, 단백질, 지방을 얻은 것이다. 제품마다 많은 차이가 있지만, 주로 콩과 옥수수의 가공 산물과 여러 가지를 섞어서 만드는 경우가 많다. 두유의 먼 친척이라고 해야 할지도 모르겠다.

젊어서는 콩과 옥수수를 변환한 고기로 영양 보충을 하다가, 질병과 노쇠를 가지고 살아가게 되면 콩과 옥수수를 가공한 균형 영양식으로 영양 보충을 하게 된다. 생로병사의 과정을 이렇게 축약해놓고 보면 참 얄궂다는 생각이 든다. 어찌되었든 단백질 공급원이 동물에서 식물로 자연스레 이동하는 셈인데, 이러한 추세가 가속화하면 우리나라의 고기 정점은 더욱 앞당겨질 수 있다.

이처럼 인구 구조 변화에 따른 소비 감소를 조금 더 극적으로 보여주는 식품이 우유다. 낙농진흥회에 따르면 우리나라의 1인당 흰우유 소비량은 1997년 31.5킬로그램으로 정점을 찍고 2017년 26.6킬로그램으로 감소했다. 한국인은 75퍼센트가 성인이 되면 소장에서 유당을 분해하는 락타아제가 감소하기에, 유소년기를 지나면 아무래도 흰우유를 많이 섭취하기는 어렵다. 유소년 인구가 줄면 자연스럽게 우유의 소비량도 줄어들 운명인 것이다.

이런 흰우유의 운명을 극복하기 위해, 전 세계의 유업 회사들은 중년·노년 인구를 유제품의 소비자로 확보하기 위해 안간힘을 쓰고 있다. 식물성 단백질과 지방이 기존 환자 균형식의 영양 성분이라면, 유업 회사들은 가공유와 유청 단백질을 이용한 단백질 보충 식품을 시장에 내놓고 있다.

2030년 즈음이 되면, 환경 비용과 에너지 비용이 누적되면서 사료 작물로 사육한 값싼 고기를 마음껏 즐기던 시절은 인류에게 먼 과거의 일로 기억될 것이다. 값싼 고기는 공장식 대규모 축산이 필요조건이다. 인구 구조의 변화 때문에 육류의 수요가 뚜렷하게 줄면서 축산의 규모가 작아지며 단위중량당 육류 가격은 더욱 올라갈 수도 있다. 미래에는 근내지방이 많은 고급 한우는 보통 사람은 구경도 하기 어려운, 푸아그라 같은 사치품이 될 수도 있다.

조지 오웰George Orwell의 디스토피아 소설 《1984》에서 설탕 대신 사카린을 배급받는 것을 상상하게 된다. 앞으로 10년 후에는 젊은 성인은 대체육을, 노쇠가 생긴 노인은 환자 균형식을 먹으며 이러나저러나 모두들 식물성 단백질을 섭취하며 살게 되는 시대가 올 수도 있다. 이러한 변화는 지구온난화를 늦추는 데에는 도움이 될 것이다. 이렇게 단백질 섭취 방식이 바뀐다면 온실가스 배출량이 기존 예상보다 더 빨리 줄어들고, 결과적으로는 지구가 앞으로 20년 후 금성처럼 뜨거워지는 결과를 피할 수 있을지도 모르겠다. 하지만 앞으로 먹고 즐기면서 사는 재미는 조금 줄어들게 되지 않을까?

06
돌봄이 필요해지는
노년

다 흙으로 말미암았으므로 다 흙으로 돌아가나니 다 한 곳으로 가거니와
_ 구약성경 「전도서」 3장 20절

사람이 가족이나 간병인 같은 다른 돌봄 제공자의 도움 없이 일상생활을 하려면 어떤 일들을 스스로 할 수 있어야 할까? 혼자 살기 위해서 할 수 있어야 하는 일들을 기능function이라고 일컫는다. 사람은 기본적으로 기능이 없는 상태로 태어난다. 처음에는 24시간 동안 생모라는 양육자의 전적인 도움을 받으며 없는 기능을 보충하게 된다. 남이 먹여주고 재워주고 입혀주고 씻겨준다. 성장과 발달 과정을 겪으며 점차 할 수 있는 것들이 늘어나게 되는데, 평균적으로 3~4개월이 되면 목을 가누고, 5개월쯤 뒤집기를 하며, 8개월이 되면 기고 일어나 앉을 수 있다. 12개월이 되면 서고 걷는다. 이렇게 큰 움직임은 머리에서 꼬리

방향으로 발달하기 시작한다. 24개월이 되면 숟가락질을 할 수 있고, 36개월이 되면 혼자 옷을 입을 수 있고 손을 씻을 수 있으며, 48개월이 되면 혼자 용변을 해결할 수 있다. 이렇게 점점 일상생활을 스스로 수행할 수 있는 상태가 되어가는데, 이런 기능들을 '일상생활 수행 능력'이라고 한다. 여기에 더해, 사람은 성장 과정에서 인지 기능이 나아지고 사람들 사이에서 사회적 교육을 받게 되면서 돈 계산하기, 장보기, 식사 준비하기, 집안 청소하기, 빨래하기 등과 같은 보다 발달된 기능인 도구적 일상생활 수행 능력도 가지게 된다. 여기까지 가능해지면 물리적으로 양육자의 품에서 독립할 수 있다. 관공서, 은행 업무나 쇼핑을 대부분 비대면으로 해야 하는 요즈음 시대에는 정보기술 능력, 스마트폰이나 컴퓨터를 사용하는 능력도 사회를 독립적으로 살아가는 데 어느 정도 필수적인, 도구적 일상생활 수행 능력의 일부로 생각되기도 한다.

젊은 성인으로 살아가는 동안, 특별한 사고나 질병을 겪지 않으면 대개 일상생활 수행 능력과 도구적 일상생활 수행 능력에 문제가 생기지는 않는다. 사고나 선천, 후천적 질병에 의해 이러한 기능을 수행하지 못하는 상황이 되는 것을 장애_{disability}라고 한다. 흔히 장애라고 하면 휠체어 모양으로 떠오르는 지체_{肢體}_{, mobility} 장애를 생각하는 경우가 많다. 움직이는 데, 신체적인 활동을 하는 데 제약을 받게 되는 장애를 지체장애라고 한다. 하지만 장애는 지체뿐 아니라 다양한 영역에서 살아가는 데 필요한 기능 수행에 제약이 있는 현상을 통칭한다. 물론 정상적인 발달 과정에서 어릴 때 필요한 돌봄 요구는 장애라고 하지 않는다.

앞선 2부에서 노화가 축적되면 노쇠와 질병이 생기게 되며 이런 변화들은 여러 영역(도메인)의 기능을 떨어뜨린다는 이야기를 한 바 있다([도표 3-8]). 기능이 나빠지면서 점점 일상생활 수행 능력과 도구적 일상생활 수행 능력이 상실되고, 살아가는 데에는 아기일 때처럼 다시 남의 도움이 필요하게 된다(돌봄 요구). 노화의 결과로 기능이 나빠져가는 과정은 말하자면 장애가 생기는 것이다. 장애가 생기는 속도는 사람마다 다르다. 기능을 잃으면서부터 사망에 이르기까지의 기간이 며칠일 수도, 10년

도표 3-8 **성장, 노화와 사람의 기능**

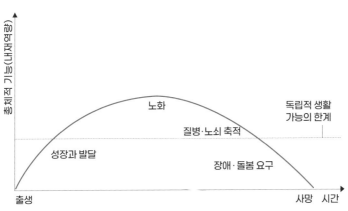

사람은 태어나서 사망에 이르는 과정에서 성장과 발달을 통해 기능을 습득하고, 시간이 지나면서 노화가 진행되어 질병과 노쇠 축적에 따라 점차 기능을 잃게 된다.

이상일 수도 있다. 그런 기간 동안 남이 먹여주고 재워주고 입혀주고 씻겨줘야 한다.

상위 기능, 사회적 기능인 도구적 일상생활 수행 능력에만 문제가 있으면 대체적으로는 낮 시간만 남이 도와주더라도 살아갈 수가 있다. 2017년 노인실태조사 결과에 따르면, 65~69세에서는 도구적 일상생활 능력에 전혀 도움이 필요 없는 사람이 90퍼센트이지만 85세 이상이라면 32.7퍼센트만이 도움 없이도 모든 일을 할 수가 있었다. 85세 이상 인구의 3분의 2는 배우자나 자녀, 또는 간병인의 도움이 조금이라도 필요한 셈이다([도표 3-9] 참조).

하지만 상황이 진행되면 결국에는 옷 입기, 씻기, 누웠다 일어나 방 밖으로 나가기, 대소변 가리기가 어렵게 된다. 완벽히 신생아에 가까운 돌봄 요구가 생긴다. 24시간 동안 다른 사람이 전적으로 모든 삶의 영역을 돌보아주어야만 한다. 치매가 심해지면 밤에 잠도 이어서 자기가 어려워지는데, 이를 정신행동 증상이라고 한다. 밤새 보채는 아이 어르고 달래듯 누군가가 계속 달래고 챙겨주는 수밖에 없다. 일곱 가지 기본적인 일상생활 수행 능력 중에 어느 한 가지 이상을 스스로 못 하는 분율이 85세 이상에서는 31.9퍼센트나 된다([도표 3-9]).

아이를 돌보듯 누군가가 돌봐주는 수밖에 없다. 가장 먼저 자녀 세대에 의존해보지만, 핵가족 시대에는 이것이 쉽지 않다. 그다음으로 가까운 사람은 배우자인데, 동년배인지라 크게 도

도표 3-9 연령별 일곱 가지 일상생활 수행 능력 평가

(%)	완전 자립	1개 도움	2개 도움	3개 도움	4개 도움	5개 도움	6개 도움	7개 도움
전체	91.3	4.5	1.3	0.8	0.5	0.4	0.3	0.8
65-69세	96.9	1.6	0.4	0.6	0.2	0.0	0.1	0.2
70-74세	95.2	2.8	0.6	0.3	0.4	0.3	0.1	0.4
75-79세	91.1	5.1	0.9	0.5	0.3	0.5	0.6	1.0
80-84세	85.3	8.0	2.6	1.3	0.5	0.7	0.7	0.9
85세 이상	68.1	14.3	5.7	2.9	2.6	1.5	0.9	4.0

일곱 가지 일상생활 수행 능력(옷 입기, 세수/양치질/머리감기, 목욕 또는 샤워하기, 차려 놓은 음식 먹기, 누웠다 일어나 방 밖으로 나가기, 화장실 출입과 대소변 후 닦고 옷 입기, 대소변 조절하기).

출처: 2017년 노인실태조사

움이 되기는 어렵다. 노화가 덜 진행된 노인이 노화가 많이 진행된 노인을 돌보는 것을 노노老老 간병이라고 한다. 평균 하루 12시간 이상이 들고, 끝날 기약이 없는 돌봄을 지속하다 보면 돌봄 제공자가 우울증에 빠지기도 한다. 이렇게 지친 돌봄 제공자가 배우자를 살해하고 본인도 자살하는 '간병 살인'이라는 일들이 우리나라보다 조금 더 일찍 고령화를 경험한 일본에서 드물지 않게 일어나게 되었다(우리나라에서도 종종 뉴스에 등장하기도 한다). 그것이 어려우니 주간 보호, 야간 보호, 방문 간병, 시설 입소와 같은 수많은 돌봄 서비스가 필요하게 된다. 결국 사람이 몸과 마음을 써서 돌보아야 하다 보니 돌봄 서비스는 돈이 많이

도표 3-10 **연령별 10가지 도구적 일상생활 수행 능력 평가**

(%)	완전 자립	1~2개 도움	3~4개 도움	5~6개 도움	7~8개 도움	9~10개 도움
전체	75.4	9.6	5.6	4.3	2.4	2.6
65~69세	89.9	4.9	2.9	1.5	0.3	0.6
70~74세	84.1	8.1	3.6	2.5	0.8	0.9
75~79세	71.9	12.6	7.2	4	1.8	2.5
80~84세	56.7	15.5	9.8	9.4	4.6	4
85세 이상	32.7	15.7	11.7	13.7	13	13.2

※ 10가지 도구적 일상생활 수행 능력(몸단장, 집안일, 식사 준비, 빨래, 약 챙겨 먹기, 금전 관리, 근거리 외출하기, 물건 사고 돈 내기, 전화 걸고 받기, 교통수단 이용하기)

출처: 2017년 노인실태조사

드는 일이고, 경제적으로 어려운 노년층이 스스로 이 비용은 댈수가 없으니 국가가 나서서 장기요양보험이라는 제도를 만들어서 운영한다.

통계 자료에서 볼 수 있듯, 일상생활 수행 능력에 도움이 필요한 사람은 85세 이상 인구에서 압도적으로 많고, 따라서 85세 이상 인구가 가파르게 증가되는 2030년대부터 우리나라는 노인에 대한 돌봄 제공에 굉장히 많은 사회적 자원을 투입하게 될 것이다. OECD 평균 요양 서비스 이용률(2005년 기준, 평균적으로 65세 이상 인구의 4.9퍼센트가 요양병원+요양원에서 살고 있고, 9.6퍼센트는 집에서 재가 요양 서비스를 받는다)을 고려하면 2040년

요양병원과 요양원에서 살게 되는 사람은 84만 4,000명, 집에서 재가 요양 서비스를 받는 사람은 165만 3,000명이 될 것으로 예상된다.[12] 이 인구를 돌보기 위해 요양보호사와 간호사 등 관련 인력이 현재보다 수십만 명 이상 필요하게 될 것이다. 2020년 국민건강보험공단이 발표한 자료[13]에서, 77만 2,000명(노인 인구 대비 9.6퍼센트)의 인정자를 돌보는 데 요양보호사 44만 명, 사회복지사 2만 6,000명 등 장기요양 기관 인력 49만 2,132명이 일해야 했다. 산술적으로 계산해보면 270만 명 (165만 명+84만 명)을 돌보는 데에는 200만 명 가까운 인력이 필요할 것이다. 더 암울한 점은 이미 장기요양보험의 급여 비용 지출은 2009년 연간 1조 8,791억 원에서 2019년 8조 5,653억 원으로 연평균 16.4퍼센트씩 증가하고 있으며, 2022년이면 누적준비금이 고갈될 것으로 예상되고 있다는 점이다.

'저출산 고령사회 기본계획'에서는 '살던 곳에서 나이 들기'라는 개념에 따라, 지역사회 통합돌봄 서비스를 통해서 가급적 원래 살던 집에서 재가 요양 서비스를 받을 수 있도록 향후 사회적 돌봄 체계를 만들고자 하고 있다. 방문 요양, 방문 간호, 방문 재활, 식사 배달 등 다양한 기능적 영역에 대한 서비스를 집

---

12 장래인구추계의 2040년 65세 이상 인구 1,722만 명을 적용했다.
13 「2019 노인장기요양보험 통계 연보」, 국민건강보험, 2020

에서 모두 받을 수 있도록 한다는 것인데, 올바른 지향점이지만 다소 이상주의적인 부분도 있다. 시골에서 단독주택을 짓고 호젓하게 사는 것이 더 낭만적이고 친환경적인 것 같지만, 도시에 아파트를 바글바글 짓고 사는 것이 삶의 질도 높으면서 에너지 효율도 좋다는 연구 결과들이 있다. 마찬가지로 몇 건의 사례 중심으로 이야기를 만들어보면 무척 아름답고 이상적일 것 같은 재가 중심 돌봄 모델도 실제 환경에서는 잘 작동하지 않을 수 있다. 먼저 이런 재가 중심 서비스는 서비스 제공자가 여러 지역을 끊임없이 순회해야 하기 때문에 기능이 많이 떨어지고 효율적이지 못하다. 더 중요한 문제는 2040년 270만 명(165만 명+84만 명)이라는 대한민국 인구의 7퍼센트에 가까운 어마어마한 수의 돌봄이 필요한 어르신들을 가가호호 댁으로 찾아가 돌보아줄 수 있는 인력을 구하고 유지해야 한다는 것이다. 장기적으로 고밀도의 시설 중심 서비스를 저밀도의 재가 중심 서비스로 바꿔나간다면, 앞에서 산술적으로 계산한 200만 명보다 훨씬 더 많은 수의 인력이 필요할 수도 있다. 서울 시민의 삶의 질을 개선하기 위해 고층 아파트를 저층으로 재개발하겠다는 정책에 비유할 수 있을 것이다.

다양한 노쇠 정도의 어르신들을 병실과 진료실에서 만나다 보면, 때로는 영화 〈벤자민 버튼의 시간은 거꾸로 간다〉를 보는 것 같다. 시간 스케일이 조정되었을 뿐, 육아를 거울상으로 뒤집어놓은 모습과도 같다. 치매와 노쇠가 어느 정도 진행된 어르신들이 기저질환이 악화되거나 새로운 병이 생겼을 때의 모습은 특히 아이가 아파서 보채고 처지는 모습과 비슷하다. 대신 아이는 키우면 키울수록 기능이 나아지지만, 어르신들은 시간이 갈수록 기능이 나빠질 공산이 크다. 그래서 더욱 마음이 애틋해질 때가 많다.

지금까지 노화 축적의 결과인 노쇠와 질병, 장애는 한 사람에게서 모두 혼재되어 나타날 수 있음을 살펴보았다. 그런데 안타깝게도 우리나라의 여러 돌봄 체계는 지금까지 노인의 질병과 장애를 분리된 덩이로 간주하고 있다. 이렇게 사람 안에 가상의 선을 그으려는 시도가 실제 현장에서는 어떠한 문제를 초래하게 되는지 지금부터 깊게 들어가 살펴보자.

07

노년 의료 서비스 체계에
명확한 선을 그을 순 없다

원래 하나였던 것은 다시 하나가 되어야 한다.

_ 빌리 브란트(전 독일 총리)

앞 장에서 살펴본 것처럼 노화가 오랜 시간 축적되어 그 결과로 노쇠와 질병이 쌓이면 일상생활에 도움이 필요해지는 것이 노년의 삶이다. 따라서 질병에 대한 치료와 기능 상실에 대한 돌봄의 요구는 한 사람 안에 공존할 수밖에 없다. 질병이 심해지면 필요한 돌봄 서비스의 폭과 정도가 순식간에 늘어날 수 있다. 예를 들어 원래부터 가지고 있던 심부전이 갑자기 나빠지면 침대에서 일어나지도 못하게 되는 식이다.

우리나라는 보건복지부라는 부서가 질병의 치료와 기능 저하에 대한 돌봄을 모두 관장해오고 있다. 대통령령 제31380조 보건복지부의 직무는 "보건복지부는 생활보호·자활 지원·사회보장·아동(영유아 보육을 포함한다)·노인·장애인·보건위생·의정醫政 및 약정藥政에 관한 사무를 관장한다"고 되어 있다. 의료는 보건 기능, 기능 저하에 대한 돌봄은 복지 기능이다. 사실 이렇게 보건과 복지를 통합해서 관장하는 것은 사람의 노화, 노쇠, 질병과 기능 저하를 실제 수요, 사람 중심으로 돌본다는 측면에서는 분명한 강점이 있다. 그렇지만 전통적으로 사람들이 흔히 보건복지부를 '복지부'라고 부르고, 과거의 보건복지부 영문이 Ministry of Welfare(2015년에 Ministry of Health and Welfare로 바뀌었다)였을 정도로, 보건복지부에서 보건은 복지에 비해 비중이 낮았다. 이에 대한 반향으로 결국 보건부와 복지부를 분리해야 한다는 이야기가 나올 정도가 되어, 지금은 복지 업무를 담당하는 1차관, 보건 업무를 담당하는 2차관의 복수차관제가 시행되기에 이르렀다. 이처럼 겉껍질은 보건복지의 통합이지만, 실제로는 보건과 복지가 분리되어 있는 형국인 것이다.

지불 체계를 살펴보아도 비슷한 현상이 관찰된다. 질병의 예방과 치료를 책임지는 국민건강보험과 주로 노인 인구의 기능 저하를 돌보는 노인장기요양보험은 분리되어 있다. 노인장기요양보험은 장기요양등급판정위원회가 신청인이 6개월 이상 동안 혼자서 일상생활을 수행하기 어렵다고 인정하는 경우 장기요양 인정 점수에 따라 등급을 부여하게 된다. 이 등급에 따라 1~2등급은 요양원이나 노인 요양 공동생활가정 등 시설에 입소가 가능하고(시설 급여), 3~5등급은 기본적으로 재가 급여 혜택을 받을 수 있다. 1~2등급이 집에서 재가 급여 혜택을 받는 것도 물론 가능하다. 요양원에는 의사가 상주하지 않는다. 일정한 자격을 갖춘 촉탁의사가 월 2회 정기적으로 방문해서, 기본적 진찰과 만성질환에 대한 약제 처방을 수행한다. 요양원에서는 촉탁의나 상주 간호사도 법적으로 의료 행위를 할 수 없다. 이렇게 요양원은 일상생활 수행에 대한 돌봄 요구를 해소하지만 질병에 대한 의학적 요구는 아주 기본적인 수준에서만 충족할 수 있는 곳에 가깝다.

　기능 저하가 있는 노인은 대부분 여러 개의 질병을 가지고 있다. 보건복지부가 발표한 2019년 '장기요양실태조사'에서 장기요양 수급자는 평균 3.4개의 만성질환을 보유하고 있다. 주요 질환은 고혈압(60.3퍼센트), 치매(57.2퍼센트), 당뇨병(29.4퍼센트), 관절염(27.8퍼센트), 뇌졸중(25.8퍼센트) 등이었다. 따라서 기저 질병의 악화나 폐렴, 요로감염 같이 노인에게서 흔히 생기는 급성 질병에 의해 아주 흔히 급성기 병원이나 재활병원, 요양병원을 이용하게 된다. 그리고 병원에 입원하게 되면 장기요양 서비스를 이용하지 못한다. 2019년 장기요양실태조사에서 장기요양 등급을 받고도 장기요양 서비스를 이용하지 못하는 미이용자는 22.5퍼센트였다. 이 중 47.2퍼센트는 요양병원에 입원해서 장기요양 서비스를 이용하지 못하고 있었다.

　기능 저하도 있고 병도 깊으면 큰 병원과 요양병원을 오가게 되는 경우가 많다. 3부에서 예로 들었던 F 할아버지의 사례가 그렇다(166쪽 참조). 병원에서의 간병비는 장기요양보험 혜택을 받지 못한다. 지난 박근혜 정부는 상급병실료, 선택진료비, 간병비 등을 환자 부담을 키우는 가장 심각한 3대 비급여 항목으로 규정하고, 이들 항목에 대한 급여화를 선언한 바 있다. 2013년 간병인을 두지 않는 '보호자 없는 병원' 시범 사업이 시작되었고, 이후 '간호–간병 통합 서비스'라는 명칭이 바뀌고 건강보험 적용이 되며 2019년 말 기준으로 500개 이상의 병원, 약 5만 병상이 이 서비스를 제공하게 되었다. 문제는 병이 깊고 배변이나 식사, 이동 등 실제 일상생활 능력에 문제가 있어서 전담 간병인이 있어야 하는 환자들을 '간호–간병 통합 서비스'가 책임지지 못한다는 데 있다.

요양원에서 법으로 규정된 최소한의 요양보호사와 입소자의 비율은 2.5대 1이다. 보통 요양보호사도 3교대를 시행하니, 실제로는 요양보호사 1명이 7~9명의 노인을 맡게 된다. 《한겨레신문》의 '대한민국 요양보고서'는 요양보호사 1명이 7~9명을 돌보는 상황을 앉지 못하고 계속 뛰어다니는 상황으로 생생하게 그리고 있다. 한 명의 기저귀를 가는 데 5분이 걸리고, 요양보호사 1명이 한 번에 6명의 기저귀를 가는데, 하루 두 번을 한다면 60분 동안 허리를 굽히고 기저귀를 갈게 된다. 간호–간병 서비스 사업 지침은 이 서비스에 참여하는 상급병원은 환자 일곱 명당 간호사 한 명, 종합병원은 열 명당 한 명, 병원은 열두 명당 한 명을 배치하도록 하고 있다. 간호사는 입원 환자의 활력징후만 해도 3~6번 측정해야 하고, 그 사이 투약과 처치, 기록 작성 등 수많은 업무를 처리해야 한다. 요양원에서 요양보호사 한 명이 간병 업무만 전담해도 일곱 명을 보기가 어려운데, 한 명의 상급병원 간호사가 일곱 명의 중환자를 모두 볼 수 있다는 가정 자체가 잘못된 것이다. 그 결과, 지금의 '간호-간병 통합 서비스'는 비교적 젊고 건강하고 간병 업무가 적은 환자를 위주로 제공할 수밖에 없게 됐다. 간병비 파산 현상을 해결하겠다는 원래의 취지가 무색해진 것이다. 애초에 장기요양보험에서 병원에서의 간병도 지원했더라면 발생하지 않았을 문제이기도 하다.

종합병원에서 노인병 의사를 하다 보면 병도 많고 기능 저하도 있는 환자들, 그중에서도 콩팥이나 심장 같은 여러 장기의 기능이 좁은 범위 내에서 아슬아슬하게 외줄타기를 하듯 유지되는 어르신들을 많이 만나게 된다. 2부에서 노쇠가 있으면 그럴 수밖에 없는 이유를 설명했다. 이 때문에 질병에 대해 급하고 중한 치료가 끝나더라도 의사가 가급적 계속 진찰하고 처방을 미세하게 조정하며 '연착륙'을 시도해야 하는 분들도 많다. '회복기 재활의료기관'에서는 주로 뇌졸중, 척수손상 등의 환자가 일상 수행 능력을 되찾을 수 있는 아급성기 치료에 초점을 맞추고 있지만, 내과적인 문제로 아급성기 치료가 필요해지는 환자들은 이 '연착륙' 치료를 받을 의료기관이 마땅하지 않다. 큰 병원에서 무작정 치료 기간을 늘리기도 어렵다. 가정 간호와

도표 3-11 돌봄의 이행

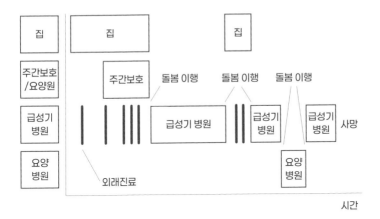

질병 상태의 변화에 따라 의학적·기능적 돌봄의 필요성이 역동적으로 변화하게 된다. 돌봄의 주요 환경이나 돌봄 제공자가 변화되는 것을 돌봄 이행(care transition)이라고 한다.

전화 진료를 조합해서 어느 정도의 불확실성을 가진 채 집으로 퇴원하기도 하지만, 많은 경우에는 질병 관리와 기능 돌봄을 동시에 수행하는 요양병원으로 퇴원을 결정하게 된다([도표 3-11] 참조).

제도적으로 요양원은 의료 서비스의 제공이 불가능하기에, 이렇게 의학적 필요가 복잡하다면 요양원에 기거하는 것이 현실적으로 쉽지 않다. 미국의 요양원인 너싱홈nursing home에서는 여러 가지 의학적 서비스를 제공할 수 있는 것에 비해, 우리나라에서는 이런 서비스를 위해서는 요양병원에 입원하는 수밖에 없다. 의학적 서비스의 필요 정도는 그때그때 변할 수밖에 없기에, 간헐적으로라도 요양원의 한계를 넘는 질병의 악화가 생기면 의사가 있는 곳에 가야 하는 것이다. 그런데 요양병원에서는 장기요양 서비스를 받지 못한다. 의학적 서비스에 대해서는 건강보험의 적용을 받지만, 간병비는 전액 본인 부담이다. 요양원과 요양병원 사이에는 장기요양 서비스가 넘지 못하는 선이 있는 것이다.

사람이 기계가 아니고 생명체라는 점을 놓치면, 간혹 현상을 잘못 이해하게 되는 경우가 생긴다. 한국보건사회연구원의 한 연구 보고서는[14], (요양병원과 요양원의) "서비스가 분절되고 중복된 상태에서 제대로 서비스가 연계되지 못한 채 운영되다 보니 요양이 필요한 노인이 요양병원에 입원하고, 의료적 처치가 필요한 노인이 요양시설에 입소하는 기이한 현상이 발생하고 있다"고 밝혔다. 사람은 아픈 정도가 그때그때 변하는데, 예를 들어 오늘은 51만큼 아프니 요양병원으로 가고, 내일은 49만큼 아프니 요양원으로 가야 한다는 이야기가 된다. 요양원과 요양병원을 하나의 스펙트럼 선상에 놓고, 회색 영역에 있는 미충족 수요를 어떻게 실제 환자한테 도움이 되는 방향으로 채워줄지를 고민해야 한다. [도표 3-12]의 C처럼 어떤 선을 긋고 그 선을 넘으면 나쁜 것으로 바라보는 시각은 그리스 신화에 나오는

---

14 김진수 등, 「요양병원과 요양시설의 역할정립 방안 연구」, 한국보건사회연구원, 2013.

A 실제 세상

중증도 낮음   중증도 높음

요양원
요양병원
급성기 병원

B 관료의 이상

중증도 낮음   중증도 높음

요양원
요양병원
급성기 병원

C 프로크루스테스의 침대

중증도 낮음   중증도 높음

요양원
사회적 입원   요양병원
경증환자 | 급성기 병원

의학적 중증도, 의학적 서비스에 대한 필요도는 스펙트럼과도 같은데, 한 사람 내에서도 일정하게 유지되지 않기 때문에 명확한 선을 긋기가 어렵다.

키가 크면 잘라서 죽이고, 키가 작으면 늘여서 죽이는 프로크루스테스의 침대 이야기를 떠오르게 한다. 어느 정도 역할을 정립하는 가이던스를 만들 수는 있으나, 생명체는 객관식으로 작동하지 않기 때문에 큰 틀 안에서 유연한 치료와 돌봄을 제공할 수 있는 환경을 만드는 것이 보다 중요할 것이다.

요양병원에서 간병비가 전액 본인 부담이기에 생기는 또 다른 문제가 있다. 간병비를 최대한 낮춰야 하다 보니, 간병인 한 명이 6인이나 그 이상을 담당하는 공동 간병을 피하기 어렵다는 점이다. 이는 요양병원 내 감염병의 전파 요인이 되기도 한다. 2020년에 코로나19가 요양병원이라는 공간 내에서 유독 빠르게 전파되는 현상을 우리는 목도했다. 이는 한 간병인이 여러 환자를 간병하며 같이 자고, 씻기고, 식사를 보조하는 등 밀접 접촉을 하기 때문이다. 이뿐만이 아니다. 한 간병인이 많은 수의 환자를 돌보게 되면, 여러 신체적 불편을 충분히 해소해주기가 어렵게 된다. 노쇠와 치매가 진행하면 어르신들이 아기와 같은 모습을 가지게 된다는 이야기를 앞 장에서 한 바 있다. 무언가 불편함이 생기면 보채고, 자지 못하고, 더 심해지면 처지게 된다. 한 공간에 여러 명의 환자가 같이 살고, 간병인은 돌봐줄 여력이 없다 보니 이런 호소들을 약으로 가라앉히려는 경향이 생기게 된다. 이런 현상들을 다룬 많은 보도들이 나왔지만, 아쉽게도 자극적으로 현상을 그리는 데 주로 집중했고, 정작 그 근본적 원인을 깊게 들어가서 고민해보는 시도들은 접하기 어려웠다.

보건복지부는 2020년 보건부 신설과 관련하여 "보건의료 및 복지 정책 각각에 대한 전문성 강화가 필요하나 정부 정책은 정책 수요자인 국민의 입장을 우선 고려해 추진해야 하며, 최근 저출산 및 고령화 등에 따라 돌봄 등 국민의 생애 주기별 보건·

복지 통합 수요가 점차 증대되고 있음을 고려할 필요"가 있음을 이야기한 바 있다. 코로나19와 함께 질병관리본부가 질병관리청으로 승격되며, 감염병과 관련된 업무를 독립적으로 총괄할 수 있게 되었지만, 그 외의 보건과 복지는 연계 통합을 중시하겠다는 것이다. 그러나 보건과 복지의 연계와 통합 사이에는 아직까지 동—서를 갈라놓던 베를린 장벽처럼 넘기 어려운 많은 선들이 남아 있다. 독일의 전 총리 빌리 브란트Willy Brandt가 이야기한 것처럼, 원래 하나였던 것은 다시 하나가 되어야 한다. 장벽은 무너졌다. 인위적인 선은 없애야 한다. 나이듦과 관련된 치료와 돌봄 문제를 해결하기 위해서 서비스 주체를 따지기보다는, 결국 사람을 중심에 놓고 부족하고 필요한 요소를 유연하게 챙겨줄 수 있는 통합된 해결 방안을 찾아야 한다.

08
노인과
연령주의

인생이란 나도 모르게 흘러서 어느새 노년기에 이르며, 순식간에 사그라드는 것이 아니라 오랜 시간에 거쳐 서서히 꺼지게 마련이다. _ 키케로, 《노년에 대하여》

이 책을 통틀어 '노인'이라는 단어는 200여 번 등장한다. 많다면 많겠지만, 노화와 노쇠, 돌봄을 다루는 책 치고는 꽤 적게 등장하는 것일 수도 있다. 사실 노인병 의사, 노인장기요양보험처럼 고유명사처럼 사용되거나 '노인의 정의'를 논해야 하는 경우가 아니라면 굳이 이 단어를 여기저기 앞에 붙이는 것을 지양하려고 노력했다. 따지고 보면, 예컨대 '노쇠가 있는 사람'을 '노쇠가 있는 노인'이라고 굳이 쓸 필요는 없는 것이다. 노쇠가 있으면 숫자 나이와 무관하게 고유의 의학적·생물학적 특성이 나타나고, 그에 걸맞은 의학적 고려가 필요하기 때문이다. 지금까지의 내용을 정리해보면 결국 현재 사회에서 말하는 노인이라는 단어는 65세를 넘은 사람을 말하는 것이고, 숫자 나이 65세는 그냥 생일 지나면 넘는 한 선일 뿐 별로 유의미한 생물학적 의미를 지니지 못하는 것이다.

이렇게 생각하다 보니, 어느 순간 어떤 집단을 지칭하는 단어 앞에 '노인'을 붙여서 이야기하는 것이 불편하게 들리기 시작했다. "노인 환자의 무엇무엇은 …… 어찌어찌 해야 한다." 이런 말들이다. 피동적인 존재나 어떤 객체로 생각하는 뉘앙스가 느껴진다. 나아가서 화자가 스스로는 노인이 아니라고 전제하는 것이 느껴지기도 한다. 노인이란 단어는 그저 나이가 든 사람이라는 가치중립적인 용어인데 유독 많은 사람들이 이 단어를 이용해서 노인을 좋은 방향으로든 나쁜 방향으로든 무언가 다르게 대우해야 한다는 목적으로 많이 사용하기에 그렇게 더 느껴지는 것 같다.

65세 이상이라는 이유, 또는 나이가 적거나 많다는 이유로 무언가 다른 대우를 한다는 것이 바로 연령주의ageism(연령차별이라고도 한다)의 정의다. 성차별, 인종차별과 함께 연령주의를 연구자들은 세계 3대 차별로 꼽기도 한다. 나머지 둘과는 달리 연령주의는 거의 대부분의 사람들이 일생을 살면서 결국 이편과 저편을 모두 경험하게 된다. 연령주의는 어떤 하나의 행동을 일컫는다기보다는 의식·무의식에 자리 잡은 사고의 틀이라고 할 수 있는데, 그 요소들은 고정관념이나 태도, 차별 등을 포함한다.

아마도 일상생활에서 가장 쉽게 접할 수 있는 연령주의 사례는 다양한 경제적 주체들이 사람을 채용할 때 나이 구간을 정해 놓는 것이 될 것이다. 우리나라는 과거부터 지속되어온 연령과 관련된 서열 의식 때문에, 더 나이가 많은 사람이 직장에서 높은 권위를 가져야 한다고 생각하는 경우가 많다. 이를 흔히 유교적 전통이라고 이야기하지만, 나는 아직까지 사서삼경을 통해서는 나이와 권위를 일치시켜야 할 근거를 찾지 못했다. 이렇게 더 많은 나이에 더 높은 권위를 부여하는 관습은, 정작 나이가 많은 사람에게는 불리한 차별로 작용하는 연령주의로 돌아온다. 한편으로 생각해보면, 사람들의 잠재의식 속에는 앞의 [도표 3-8]의 뒤집힌 U 모양의 그래프가 있는 것 같기도 하다 (27쪽의 [도표 1-4]도 공교롭게도 거의 비슷한 모양이다). 연령주의로 이익을 보는 생애주기상의 범위가 있는 것이다.

　세상이 빠르게 바뀌면서 의도하지 않게 부지불식간에 발생하는 연령주의도 있다. 대표적인 것이 정보기술 활용이 익숙하지 않은 데다 작은 화면의 휴대기기 조작이 불편한 고령층 인구를 고려하지 않고 만들어진 많은 무인·비대면 서비스들이다. 여러 현실적인 이유로 웹사이트나 스마트폰 애플리케이션은 비교적 젊은 성인이 기획, 개발과 배포, 후속 지원을 모두 담당할 가능성이 높다. 은행을 예로 들면 점포 수와 창구 직원 수를 계속해서 줄이고 있기 때문에, 비대면 업무가 익숙하지 않으면 먼 곳을 찾거나, 찾더라도 오랜 시간을 기다리는 수밖에 없다. 이런 디지털 격차digital divide 현상은 때로는 고령층에서 필요도가 더욱 높은 서비스에서 접근을 어렵게 만드는데, 대표적인 사례가 본인 인증을 해야 하며 컴퓨터의 경우 여러 프로그램도 설치해야 들어갈 수 있는 건강보험심사평가원의 '내가 먹는 약 한눈에' 서비스다.

병원에서 진료를 해오면서, 의료 현장에서도 여러 면에서 의도적, 비의도적으로 연령주의가 드러남을 느낀다. 일단 의료기관이라는 건축물의 내부 환경이 주로 20~50대인 남자에 맞춰져 있다. 처음 간 병원에서 몇 군데를 둘러 여러 검사를 받고 오라는 안내문을 받았다. 아직 40세도 되기 전에, 너무 일찍 노안이 찾아온 나로서도 지도를 보기가 힘들 지경이었다. 이 책의 앞에서 다룬 노화의 결과로, 나이가 듦에 따라 삶에서 병원 이용이 차지하는 비중은 점점 더 커진다. 하지만 환경은 그렇지가 못하다. 집에서 나와서 병원과 약국을 거쳐 집에 올 때까지, 걷기가 어려운 임상 노쇠 척도 5점의(109쪽 [도표 2-4] 참조) 할머니라면 매번 쉽지 않은 여정일 것이 분명하다. 진료 내용도 그렇다. 2부에서 이야기한 것처럼 주가 되는 병이 한두 개 있는 젊은 사람들에게는 편리하게 되어 있다. 하지만 나이가 들며 병의 개수가 늘면 외래 개수도 이에 따라 늘어난다. 한 달에 며칠을, 반나절씩 병원에서 지내게 된다. 치료의 내용도 그렇다. 지금은 조금씩 나아지는 추세지만 대부분의 신약은 젊고 기저질환이 없는 건강한 성인을 기준으로 임상적 유용성과 안전성이 검증된다. 그 효과와 부작용이 어느 정도는 노쇠와 다중이환이 있는 사람들에게도 비슷하게 나타날 것이라는 전제하에 많은 처방이 이루어진다. 가장 병이 많고, 약을 많이 먹고, 또 치료가 많이 필요한 인구 집단은 임상 연구에서는 적게 고려되고 있다.

명칭을 바꾸어서 연령주의를 개선하려는 시도도 있다. 미국을 중심으로 노년학과 노인병학을 하는 학자들은 사람을 뭉뚱그려 노인elderly으로 지칭하는 것보다는 상황에 맞게 구체적으로 나이 든 사람older adults, 나이 든 환자older patients, 나이 든 연구참여자older participants 등으로 부르는 것을 권장하고 있다. 서울시는 2012년 나이 든 사람의 경험과 지혜에 대한 공경, 긍정적인 이미지가 드러날 수 있는 명칭을 공모했고, 채택된 단어인 '어르신'을 시정市政의 여러 방면에서 사용해오고 있다. '어르신'은 진료 현장에서 호칭으로 사용하기는 좋지만, 아직까지 공식적인 문서나 학술적인 글에서 사용하기에는 다소 생소한 느낌도 든다. 이러한 시도는 긍정적이지만 용어만 교체해 쓴다고 해서 연령주의적인 사고의 틀이 바뀌지는 않는다.

누구나 결국 나이가 든다. 나는 노인에 해당하지 않는다는 예외주의적 사고는 머지않아 나에게 차별로 돌아올 것이다. 이러한 생각 방식을 이성적 자각 노력을 통해 바꾸고 잠재의식으로 체화해가는 수밖에 없다.

연령주의가 사고의 틀이라는 면에서 볼 때, 이 책에서 제시하는 사고의 틀은 결국 연령주의적 사고를 극복하기 위한 기제이기도 하다. 안티에이징anti-aging이라는 단어는 노화를 부정적으로 바라보는 연령주의적 사고가 반영된 대표적인 단어다. 1부에서 우리는 노화라는 현상은 '안티'의 대상, 약으로 없앨 수 있는 병이 아니라 잘 매만지고 함께 살아가야 할 대상임을 알 수 있었다. 2부를 통해 우리가 겪는 노화의 결과는 숫자 나이가 아니라, 노쇠와 질병이라는 스펙트럼임을 알 수 있었다. 이를 통해 결국 3부에서 우리는 관습적으로 생각하던 노인과 고령화의 개념을 다시 생각해볼 수 있었다.

지금까지 우리는 사람과 사회가 나이 드는 과정과 그 결과를 조망했고, 이를 통해 결국 노화와 고령화를 재앙이나 붕괴로 예상하고, 대비하고, 받아들이는 사고의 틀을 극복할 수 있었다. 세상이 답답해서 욜로를 할 필요도 없고, 희망이 없다고 N포를 할 필요도 없다. 균형 잡힌 삶을 살고, 천천히 스스로를 가꾸다 보면 덜 노쇠한 노년을 보낼 수 있게 된다. 65세가 된다고 사회에서 스스로를 유폐시킬 필요도 없다. 질병과 노쇠, 장애를 가졌다고 열악한 삶의 질을 영위해야 할 이유도 없다. 이렇게 모든 이야기를 돌아서, 우리는 자연스러운 삶, 균형 잡힌 삶을 이야기하는 옛 성현들의 가르침을 다시 한 번 떠올리게 된다. 나는 이러한 사고의 틀이 결국 사람과 사회의 지속가능한 나이듦을 가능하게 할 것이라고 생각한다.

지속가능한
나이듦에 대하여

노인의학적 생각 방식에 대한 이야기를 하고 싶었다. 내과 실습을 돌던 때, 무작위로 처음 배정된 병동이 마침 노인 병동이었다. 회진에서 접한 선배 노인병 의사의 생각과 판단이 응급실로 실려 들어온 혼수상태의 할아버지를 한 달 후에는 스스로 걸어서 외래 진료실로 오게 만드는 것을 목격했는데 그 순간이 나에게 벌어진 지난 13여 년간의 일들의 시작이었다. 최신예 표적 치료제를 사용하지도, 첨단기기를 이용해서 어떤 시술을 하지도 않기에 많은 이들이 노인의학을 전문성도, 재미도 별로 없는 분야라고 생각하는 것 같다. 환자의 질병과 약, 노쇠 정도, 기능 상태를 고민하고, 이 고민을 다른 의사나 환자 가족, 간호사,

약사, 영양사, 사회복지사와 나누며 더하는 방식과 빼는 방식을 잘 조합해서 전체적으로 사람을 그야말로 잘 매만지면 환자들이 새로운 안정 상태를 찾게 된다.

환자 맞춤형 치료, 정밀의료라는 개념이 각광을 받고 있다. 유전체 분석 같은 첨단 기술을 사용해 개개인의 암에 가장 효과가 좋을 것으로 예상되는 표적치료제의 조합을 찾는 것이다. 곰곰이 생각해보니 노인병 의사는 아주 옛날부터 정밀의료를 행하고 있었다. 똑같은 병명과 중증도라도 전체적인 노쇠 정도나 동반된 질환의 정도, 여러 가지 장기의 상태, 환자와 가족의 지향점까지 고려해서 치료 여부와 정도를 결정해오는 것이 노인의학적 생각 방식의 오랜 근간이기 때문이다.

노인의학적 생각 방식을 가지고 살다 보면 자연스레 장기적인 관점을 보는 가치투자, 분산투자자가 된다는 이야기를 종종 하게 된다. 병도 중요하지만 병만큼 신체 기능이나 인지 기능, 사회 자원 같은 여러 도메인들이 그만큼 사람이 행복하게 잘 사는 데 중요하다는 것을 진료에서도 느끼고 지역사회 연구를 통해서도 배우게 되기 때문이다. 사실 세상의 일에서 개인의 지속가능한 건강 관리부터 국가의 산업 육성 정책까지 이렇지 않은 부분을 찾기가 오히려 어려울 정도다. 어떤 이들은 이런 시각을 전문성이 없는 제너럴리스트generalist의 관점이라고 폄하하기도 한다. 그러나 세상이 모두 첨단 유망 산업에 대한 집중, 빠른 추종 전략, 전문화, 세분화를 좇다 보니 노인의학적 생각

방식은 지금 시대에 오히려 필요한 통합가integralist의 역할을 할 수 있다고 생각한다.

이런 사고방식에 대한 이야기를 병원 밖의 삶이나 사회로 엮어보고 싶었다. 각 분야의 전문가들이 전문적인 방법으로 복잡하고 정교한 예측을 내어놓지만, 그 분야에서는 전문가들이 변수로 고려조차 하지 않는 거대한 방 안의 코끼리가 곳곳에서 눈에 보였다. 그 코끼리 이야기가 하고 싶었다.

전문가들의 생각을 모은 '저출산 고령사회 기본계획' 같은 국가 정책 자료를 읽을 때마다 이런 이야기를 어디에라도 했으면 좋겠다는 생각이 들었다. 매년 그 크기가 커지고 있는 집채만 한 캔버스를 채워야 하는데, A4 용지만 한 세밀화를 전문가들이 이쪽에 하나, 저쪽에 하나 그리고 있다는 느낌이 들었다. 그렇게 정책이 만들어지고 집행이 되다 보니 고령화와 관련된 예측 중 순탄하게 잘 들어맞는 것이 거의 없다는 생각도 든다. 그런 와중에 현장에서는 아픈 사람들과 가족들, 실무를 담당하는 여러 건강 관련 종사자들이 갈수록 아비규환이다. 큰 캔버스에 뚝뚝 떨어진 정책이 산재되어 있으니 시시각각 변하는 기능적 돌봄 요구와 질병 상태를 헤쳐나가는 것은 수 미터 간격으로 떨어진 징검다리의 돌을 아슬아슬하게 뛰어넘는 기분이 든다. 그래서 큰 캔버스 자체를 이야기하고 싶었다.

그러는 사이 세상에 희망을 잃은 N포세대는 스스로를 가속노화의 고리로 밀어 넣고 있고, 한편의 사람들은 이 속에서 돈을 쓸어 담고 있다. 항노화 산업과 건강기능식품 시장은 매년 최대 실적을 기록하며 성장을 지속하는 와중에 세상은 더 빨리 벌고, 많이 먹고, 또 번뇌하라고 종용한다. 이런 세상의 자극과 과로에 번아웃되고 가속노화의 악순환에 빠진 한 스타트업의 젊은 경영자와 몇 달간 이야기를 나누며, 개인적 차원의 지속가능한 나이듦에 대해 구상하게 되었다.

이렇게 머릿속에서 생각하던 지속가능한 나이듦에 대한 이야기를 책으로 만들기로 약속한 것이 3주 전의 일이다. 빈 워드프로세서 화면에 생각의 밑그림을 그렸다. 노화와 노인의학과 사회에 대한 생각을 엮으면 생물학자, 의사, 사회학자와 관료에게 모두 비난받겠다는 두려움도 들었다. 그동안 동료와 나누던 이야기들, 학회에서 발표했던 생각들을 백지 위에 원 없이 이야기할 수 있었던 시간이었다. 논문의 형식에 구애받지 않고 이야기를 풀어낼 수 있었다. 제한시간에서 1초씩 줄어드는 빨간 LED의 강의용 타이머도 없었다. 그동안 게으른 탓에 통계 자료로 계산해보지는 않았던 생각들을 실제 수치로 확인하는 기회가 되기도 했다. 그 3주간이 어찌 보면 연구자로 살아오면서 가장 즐거운 시간이었던 것 같다.

우리 모두의 지속가능한 나이듦을 기원한다.

먼저 여기까지 읽어주신 독자 분들께 감사를 전한다. 이 원고는 아주 많은 사람들의 도움으로 존재할 수 있었다. 그 모두를 열거하는 것은 불가능할 것이나, 가용성 휴리스틱의 범위 안에서 감사를 표하고자 한다. 알파 오류(불필요하나 리스트에 포함되는 일)는 없지만, 베타 오류(감사하지만 리스트에 누락되는 일)는 있을 수 있고, 이 오류는 전적으로 저자의 잘못이다.

분당서울대학교병원의 김철호, 김광일 선생님은 나를 노인의학의 길로 인도해주셨다. 이 책에서 이야기하는 노인의학적 생각 방식은 이 두 분과, 나의 동료이자 선배 의사이기도 한 분당서울대학교병원의 김선욱 선생님께 배운 것이다. 한국과학기술원의 서재명 교수님 덕에 노화생물학을 공부하는 방법을 배우고, 세계 최고의 노화 연구자들과 소통할 수 있는 기회를 마음껏 가질 수 있었다. 서울대학교병원의 이재현, 한승준, 문성도, 임진 선생님의 도움으로 노인의학적 생각 방식을 입원의학에 접목해볼 수 있었다. 서울아산병원의 이영수, 이은주, 장일영 선생님, 평창군보건의료원의 여러 관계자분들 덕분에 지역사회 연구를 경험할 수 있었고, 새로운 곳에서 노인의학을 계속 공부할 수 있게 되었다. 노쇠와 노화를 장기적이고 통합적인 관점으로 바라볼 수 있게 된 것은 하버드대학교의 김대현 선생님, 매릴랜드대학교의 잭 구랄닉Jack Guralnik 선생님, 웨이크 포레스트 대학교의 윌리엄 해저드William Hazzard 선생님의 가르침 덕분이다. ㈜디파이의 노현철, 윤성준 박사님 덕분에 정보기술과 공학에 대해 이해할 진귀한 기회를 얻었다. 대한노인병학회와 학술지《Annals of Geriatric Medicine and Research》의 많은 분들께 그동안 가르침과 도움을 받았다. 이 책은 두리반 이성현 대표님의 제안이 아니었더라면 탄생할 수 없었을 것이다. 원고를 작성하고 검토하는 과정에서 서울아산병원 백지연 선생님, 분당서울대학교병원의 김선욱 선생님, ㈜디케이식품의 강희원 이사님께서 귀중한 의견을 주셨다. 가천의대 김일영 교수님, ㈜비플렉스의 박대인 이사님, 서울대학교병원의 김현지 선생님과 ㈜엔카닷컴의 한재준 님의 도움이 없었더라면 생각들을 책으로 정리할 용기를 내지 못하였을 것이다. 글을 읽고 쓰는 것은 고등학교 시절 평생 분량의 음악을 가르쳐주신 현대고등학교의 김경숙 선생님과 과학을 읽는 방법을 알려주신 국립어린이과학관의 김기상 선생님, 국어 선생님인 어머니 덕에 배우고 익힐 수 있었다. 회계사인 아버지께서는 숫자 읽기를 가르쳐주셨고, 지금까지 보고 싶은 문헌이라면 무엇이든 접할 수 있도록 도와주셨다. 어머니, 아버지와 장인, 장모님께서 어려운 환경 속에서 육아를 포함한 다면적인 도움을 주신 덕에 이 책을 쓸 수 있었다. 의사로서는 나의 반대편 생애주기 영역에서, 난임 전문의로 저출산과 매일매일 사투를 벌이고 있는 아내 조유리 선생님께 감사한다. 남편이 도구적 일상생활 수행 능력을 갖추지 못한 탓에 진료와 가사, 육아를 외롭게 맡아야 했다. 책을 쓰느라 소홀했던 시간을 견디어준 아들 정윤재에게도 감사하고 미안한 마음이다.

참고 문헌

1부 시간: 노년을 맞이한다는 것

01 노화란 무엇인가
· Aditi U Gurkar, Laura J Niedernhofer, "Comparison of mice with accelerated aging caused by distinct mechanisms", *Exp Gerontol*. 2015 Aug;68:43–50
· Carlos López-Otín, Maria A Blasco et al, "The hallmarks of aging", *Cell*. 2013 Jun 6;153(6):1194–217
· Bennett G Childs, Matej Durik et al, "Cellular senescence in aging and age-related disease: from mechanisms to therapy", *Nat Med*. 2015 Dec;21(12):1424–35

02 노후 준비는 미래를 위한 장기투자
· 2017년 국민이전계정. 통계청. 2020
· Luigi Fontana, Jamil Nehme et al, "Caloric restriction and cellular senescence" *Mech Ageing* Dev. 2018 Dec;176:19–23.
· Valerie Vanhooren, Claude Libert, "The mouse as a model organism in aging research: usefulness, pitfalls and possibilities", *Ageing Res Rev*. 2013 Jan;12(1):8–21.

03 달콤한 것이 이로울 가능성은 적다
· Suresh I.S.Rattan, "Hormesis in aging", *Ageing Res Rev*. 2008 Jan;7(1):63–78.
· David Gems, Linda Partridge, "Stress-response hormesis and aging: that which does not kill us makes us stronger", *Cell Metab*. 2008 Mar;7(3):200–3.
· Edgar R Miller 3rd et al, "Meta-analysis: high-dosage vitamin E supplementation may increase all-cause mortality", *Ann Intern Med*. 2005 Jan 4;142(1):37–46.

04 평균수명은 계속 늘어날까?
· 나심 니콜라스 탈레브, 안세민 옮김, 《안티프래질》, 와이즈베리, 2013.
· 데이브 A.싱클레어, 매슈 D. 러플랜트, 이한음 옮김, 《노화의 종말》, 부키, 2020.
· 「장래인구추계 2017~2067년」, 통계청, 2019.
· HO Lancaster, *Expectations of Life-A Study in the Demography, Statistics, and*

History of World Mortality, Springer. 1990
- Xiao Dong, Brandon Milholland et al, "Evidence for a limit to human lifespan", *Nature*. 2016 Oct 13;538(7624):257–259.

05 노화를 지연하는 메커니즘
- Carlos López-Otín, Maria A Blasco et al, "The hallmarks of aging", *Cell*, 2013 Jun 6;153(6):1194–217
- Bennett G Childs, Matej Durik et al, "Cellular senescence in aging and age-related disease: from mechanisms to therapy", *Nat Med*. 2015 Dec;21(12):1424–35
- Luigi Fontana, Jamil Nehme et al, "Caloric restriction and cellular senescence", *Mech Ageing Dev*. 2018 Dec;176:19–23.
- Gulperi Yalcin, Cheol-Koo Lee, "The Discovery of Druggable Anti-aging Agents", *Ann Geriatr Med Res*. 2020;24(4):232–242.
- Hee-Won Jung, Won Chang WOn et al, "Annals of Geriatric Medicine and Research as a Space of for Developing Research Ideas into Better Clinical Practices for Older Adults in Emerging Countries", *Ann Geriatr Med Res*. 2019 Dec;23(4):157–159
- Hee-Won Jung, Jin Hoon Park et al, "Association between serum FGF21 level and sarcopenia in older adults" *Bone*. 2021, Feb 8;145:115877
- Nir Barzilai, Jill P Crandall et al. "Metformin as a Tool to Target Aging", *Cell Metab*. 2016 Jun 14;23(6):1060–1065.
- John C Newman, Anthony J Covarrubias et al, "Ketogenic Diet Reduces Midlife Mortality and Improves Memory in Aging Mice", *Cell Metab*. 2017 Sep 5;26(3):547–557.e8.
- Dudley W Lamming, Adam B Salmon, "TORwards a Victory Over Aging", *J Gerontol A Biol Sci Med Sci*. 2020 Jan 1;75(1):1–3

06 지속가능한 3차원 절식
- Sarah A Hannou, Danielle E Haslam et al, "Fructose metabolism and metabolic disease", *J Clin Invest*. 2018 Feb 1;128(2):545–555.
- Valter D. Longo, Satchidananda Panda. "Fasting, circadian rhythms, and time restricted feeding in healthy lifespan", *Cell Metab*. 2016 Jun 14; 23(6): 1048–1059.
- Emily N C Manoogian, Satchidananda Panda. Circadian rhythms, time-restricted

feeding, and healthy aging. *Ageing Res Rev*. 2017 Oct;39:59–67.

08 채울 것과 비울 것

- P L M Reijven, P B Soeters, "Vitamin D: A magic bullet or a myth?" *Clin Nutr*. 2020 Sep;39(9):2663–2674.
- Emily N C Manoogian, Satchidananda Panda, "Circadian rhythms, time-restricted feeding, and healthy aging", *Ageing Res Rev*. 2017 Oct;39:59–67.
- Alexandre Rebelo-Marques, "Adriana De Sousa Lages et al, "Aging Hallmarks: The Benefits of Physical Exercise", *Front Endocrinol*(Lausanne). 2018; 9: 258.
- Helen Lavretsky, Paul A. Newhouse, "Stress, Inflammation and Aging", Am J *Geriatr Psychiatry*. 2012 Sep; 20(9): 729 – 733.
- M Moreno-Villanueva, A Bürkle, "Molecular consequences of psychological stress in human aging", *Exp Gerontol*. 2015 Aug;68:39–42.

09 인생의 포트폴리오

- Matteo Cesari, Islene Araujo de Carvalho et al, "Evidence for the Domains Supporting the Construct of Intrinsic Capacity", *J Gerontol A Biol Sci Med Sci*. 2018 Nov 10;73(12):1653–1660.
- Sangkyu Kim, Jessica Fuselier et al, "Feature selection algorithms enhance the accuracy of frailty indexes as measures of biological age", *J Gerontol A Biol Sci Med Sci*. 2021 Jul 13;76(8):1347–1355.

2부 질병 : 노년의 질병, 어떻게 대비할 것인가

01 나이는 숫자에 불과할까?

- Victor Hirth, Darryl Wieland et al, *Case-based Geriatrics: A Global Approach 1st Edition*, McGraw-Hill Education, 2010
- Arnold B Mitnitski, Janice E Graham et al, "Frailty, fitness and late-life mortality in relation to chronological and biological age", *BMC Geriatr*. 2002 Feb 27;2:1.
- Xia Li, Alexander Ploner et al, "Longitudinal trajectories, correlations and mortality associations of nine biological ages across 20-years follow-up", *Elife*. 2020 Feb 11;9:e51507.

- Marta Zampino, Luigi Ferrucci et al, "Biomarkers in the path from cellular senescence to frailty", *Exp Gerontol*. 2020 Jan;129:110750.
- Hee-Won Jung, "Visualizing Domains of Comprehensive Geriatric Assessments to Grasp Frailty Spectrum in Older Adults with a Radar Chart", *Ann Geriatr Med Res*. 2020;24(1):55-56
- Hee-Won Jung, Hyun-Jung Yoo et al, "The Korean version of the FRAIL scale: clinical feasibility and validity of assessing the frailty status of Korean elderly", *Korean J Intern Med*. 2016 May;31(3):594-600
- Hee-Won Jung, Il-Young Jang et al, "Validity of the Clinical Frailty Scale in Korean Older Patients at a Geriatric Clinic", *Korean J Intern Med*. 2021;36(5):1242-1250.

02 만성질환은 대개 노화 축적의 결과다

- 홍윤철, 《질병의 탄생》, 사이, 2014.
- 2019년 생명표, 통계청, 2020.
- G. Michael Harper, William L. Lyons et al. *Geriatrics Review Syllabus*(10th Edition), American Geriatrics Society. 2019

03 노년기 다약제 사용의 문제

- 루이즈 애런슨, 최가영 옮김, 《나이듦에 관하여》, 비잉, 2020.
- 아툴 가완디, 김희정 옮김, 《어떻게 죽을 것인가》, 부키, 2015.
- 유형준, "국내 노인의학 교육 현황 및 미래", The Korean Journal of Medicine. 2010;79(2):513-516.
- By the 2019 American Geriatrics Society Beers Criteria® Update Expert Panel. American Geriatrics Society 2019 Updated AGS Beers Criteria®. J Am Geriatr Soc. 2019:67:674-694 for Potentially Inappropriate Medication Use in Older Adults.
- Moo-Young Kim, Christopher Etherton-Beer et al, "Development of a Consensus List of Potentially Inappropriate Medications for Korean Older Adults", *Ann Geriatr Med Res*. 2018 Sep;22(3):121-129
- Denis Curtin, Paul Gallagher et al, "Deprescribing in older people approaching end-of-life: development and validation of STOPPFrail version 2", *Age Ageing*. 2021 Feb 26;50(2):465-47

04 오컴의 면도날과 히캄의 격언
- 대니얼 카너먼, 이창신 옮김, 《생각에 관한 생각》, 김영사, 2018
- 대한노인병학회, 《노인병학》 3판, 범문에듀케이션, 2015
- 제롬 그루프먼, 이문희 옮김, 《닥터스 씽킹》 해냄, 2007
- Hee-Won Jung, "Visualizing Domains of Comprehensive Geriatric Assessments to Grasp Frailty Spectrum in Older Adults with a Radar Chart", *Ann Geriatr Med Res*. 2020;24(1):55-56

05 질병만 보아서는 안 되는 노년의 입원
- "Age-Friendly Health Systems: Guide to Using the 4Ms in the Care of Older Adults", Institute for Healthcare Improvement. 2020
- Tinetti ME, Esterson J et al, "Patient priority-directed decision making and care for older adults with multiple chronic conditions", Clin Geriatr Med. 2016;32:261-275.
- Chan Mi Park, Wonsock Kim et al, "Frailty and hospitalization-associated disability after pneumonia: A prospective cohort study", *BMC Geriatrics*. 2021;21:111

06 AI가 의사를 대체할 수 있을까?
- 에릭 토폴, 박재영 등 옮김, 《청진기가 사라진다》, 청년의사, 2012.
- Eric A. Coleman, "Falling through the cracks: challenges and opportunities for improving transitional care for persons with continuous complex care needs", J *Am Geriatr Soc*. 2003 Apr;51(4):549-55
- G. Michael Harper, William L. Lyons et al, *Geriatrics Review Syllabus*(10th Edition), American Geriatrics Society. 2019

07 노쇠를 되돌릴 수 있을까?
- Darren J. Baker, Tobias Wijshake et al, "Clearance of p16 Ink4a-positive senescent cells delays ageing-associated disorders", *Nature*. 2011;479:232-236
- Ming Xu, Tamar Pirtskhalava et al, "Senolytics improve physical function and increase lifespan in old age", *Nat Med*. 2018;24:1246-1256
- James L. Kirkland, Tamara Tchkonia et al, "The Clinical Potential of Senolytic Drugs", *J Am Geriatr Soc*. 2017;65:2297-2301

- Il-Young Jang, Hee-Won Jung et al, "A multicomponent frailty intervention for socioeconomically vulnerable older adults: a designed-delay study", *Clin Interv Aging*. 2018 Sep 19;13:1799-1814.

08 신체적 노쇠를 방어하는 다섯 가지 요소
- Benoit Lehallier, David Gate et al, "Undulating changes in human plasma proteome profiles across the lifespan", *Nat Med*. 2019 Dec;25(12):1843-1850.
- Leigh Breen, Stuart M Phillips, "Skeletal muscle protein metabolism in the elderly: Interventions to counteract the 'anabolic resistance' of ageing", *Nutr Metab (Lond)*. 2011 Oct 5;8:68.
- Stephanie Studenski, Subashan Perera et al, "Gait speed and survival in older adults", *JAMA*. 2011 Jan 5;305(1):50-8.
- Chan Mi Park, Gahee Oh et al, "Multicomponent Intervention and Long-Term Disability in Older Adults: A Nonrandomized Prospective Study", *J Am Geriatr Soc*. 2021 Mar;69(3):669-677

09 노쇠의 끝과 연명 의료
- 한은정, 황라일 등, 「장기요양 인정자의 사망 전 의료 및 요양 서비스 이용 양상 분석」, 《한국사회정책》, 2018;25(1):99-123.
- June R Lunney, Joanne Lynn et al, "Profiles of older medicare decedents", *J Am Geriatr Soc*. 2002 Jun;50(6):1108-12.
- Hyuk Ga, Chang Won Won et al, "Use of the Frailty Index and FRAIL-NH Scale for the Assessment of the Frailty Status of Elderly Individuals Admitted in a Long-term Care Hospital in Korea", *Ann Geriatr Med Res*. 2018 Mar;22(1):20-25.

3부 사회 : 초고령 사회의 지속가능한 미래

01 누가 노인일까?
- 김춘남 등, 「인구 고령화에 따른 노인연령 상향조정 공론과 대응방안」, 경기복지재단, 2015
- Warren Sanderson, Sergei Scherbov, "Rethinking age and aging", *Population Bulletin*. 2008;63(4)
- Hyuma Makizako, Y. Nishita et al, "Trends in the prevalence of frailty in Japan: a

meta analysis from the ILSA-J", *Journal of Frailty and Aging*, 2021;10(3):211-218

02 스냅샷의 오류
• 장래인구추계, 2017~2067년, 통계청, 2019.
• 2020 고령자 통계, 통계청, 2020.

03 중위 연령과 N포세대
• 장래인구추계, 2017~2067년, 통계청, 2019.
• 김지경, 「청년세대 삶의 인식 수준과 행복도의 영향요인」, 《한국사회정책》, 2018;25(3): 209-245.
• 정창수, 이상민, 「국가 예산의 세대 간 형평성 분석과 개선 방안」 국회예산결산특별위원회, 2016.

04 인구가 줄면 집이 남을까?
• 장래인구추계, 2017~2067년, 통계청, 2019.
• 장래가구추계, 2017~2047년, 통계청, 2019.
• 오강현, 김솔 등, 「인구 고령화가 주택시장이 미치는 영향」, 한국은행, 2017.
• 박경애, 고유은 등, 「복지시설의 임대형(BTL) 민자사업 적용에 관한 연구」, 한국개발연구원, 2013.
• 교통카드 데이터 기반 대중교통 이용실태 분석, 국토교통부, 2020.

05 고령화 사회와 육류의 미래
• 통계로 본 축산업 구조 변화, 통계청, 2020.
• 김상효, 허성윤, 「고령자의 식품 소비 여건 및 현황 분석」, 농촌경제연구원, 2019.
• 이진면, 한정민 등, 「인구 고령화가 소비구조 및 산업생산에 미치는 영향 연구」, 한국보건사회연구원/산업연구원, 2013.
• Livestock's long shadow, FAO, 2006.

06 돌봄이 필요해지는 노년
• 2019 노인장기요양보험통계연보, 국민건강보험, 2020.
• 제4차 저출산 고령사회 기본계획, 관계부처합동, 2020.
• 정영희, 오영희 등, 2017년도 노인실태조사, 한국보건사회연구원, 2017.
• "대한민국 요양보고서", 《한겨레》, 2019.

07 노년 의료 서비스 체계에 명확한 선을 그을 순 없다

- 김진수, 선우덕 등, 「요양병원과 요양시설의 역할정립 방안 연구」, 한국보건사회연구원, 2013.
- 이규식, 정형선 등, 「고령사회를 대비한 노인의료비 효율적 관리 방안」, 건강복지정책연구원, 2017.

08 노인과 연령주의

- 지은정, 김진 등, 「연령주의(ageism) 척도 개발을 위한 기초연구」, 한국노인인력개발원, 2016.
- 지은정, 「우리나라 연령주의 실태에 관한 조사연구」, 한국노인인력개발원, 2017.